脳と認知症改善メソッド

唾液力でボケ知らず！

東京歯科大学主任教授・歯学博士
後藤多津子
Goto Tazuko

さくら舎

はじめに――ひとくち30回嚙むだけで心身が見違える!

平均寿命が延び続け、世界でも屈指の長寿大国となった日本は、人生100年時代を迎えたといわれます。

といっても、「ただ長生きさえできればいい」というわけではなく、ほとんどの方は「いくつになっても元気で楽しく暮らしたい」と願っているでしょう。

私自身も、「人生は楽しく、ワクワク、そしておだやかに」がモットーであり、目標は、「できる限り死の間際まで元気で過ごし、最後は安らかに逝きたい」と思っています。おそらく同じ目標をお持ちの方はたくさんいらっしゃるでしょう。

ところが、厚生労働省の発表によると2019年の「平均寿命」は男性が81・41歳、女性が87・45歳ですが、心身ともに健康でいられる期間を指す「健康寿命」は男性が72・68歳、女性が75・38歳。これは、男女ともに約10年前後は、人生の晩年に病気や認知症などによって介護を受けるなど、なにかしら制限のある不健康な生活を送っていることを意味します。

　ということは、「人生は楽しく、ワクワク、そしておだやかに」を目指すには、いかに健康寿命を延ばし、不健康な期間つまり「不健康寿命」を短くするかが重要になってきます。

　実は、その**健康寿命に大きく関わってくるのが、「口腔《こうくう》環境」**です。

「口腔」とは大きく口をあけたときに見える口の中のことですが、歯や歯ぐき（歯肉《しにく》）、舌、唾液腺《だえきせん》、頰《ほお》、顎骨《がっこつ》、唇《くちびる》などで構成されています。それらは「噛《か》む」「飲みこむ」などの生命に直接関わる機能、「会話をする」「笑う」といった日常の生活に欠かせない機能、また、食べものや呼吸と一緒に侵入してくるウイルスや細菌などを排除する「免疫の最前線」としての機能を有しています。

　つまり、私たちが健康に楽しく生きていくうえで、口腔は極《きわ》めて重要な役割を果たしているのです。

　そうしたことから近年では、「オーラル・フレイル」といって、歯の本数だけでなく、噛んだり、飲みこんだり、話したりといった口まわりの機能のささいな衰《おとろ》えが、身体的、精神的、社会的な健康と大きな関わりがあり、放置しておくと全身の老化につながるという考え方が重視されるようになってきました。

英語で「オーラル」は「口腔」、「フレイル」は「虚弱」という意味です。フレイルは、健康な状態から不健康な状態になる間のことを指し、そのままにしておくと要介護状態になる危険性があるものの、日常の生活に気をつければ改善・回復することが可能な段階として、多くの老年学者の中で注目されるようになった考え方です。

そして、**全身のフレイルのさらに手前の段階であらわれるのがオーラル・フレイル（口腔虚弱）**。このオーラル・フレイルを見逃さず口腔環境の悪化を防ぐことが、高齢者の健康にとって極めて重要であると考えられるようになったのです。

実際、65歳以上の日本人2万人以上を対象とした4年間の追跡調査によって、残った歯の数の少ない人ほど寿命が短くなることがわかっています。この調査から、歯が19本以下の人は、20本以上の人と比較して要介護認定を受ける割合が1・2倍に上昇し、残った歯の少ない人ほど要介護状態になる危険性が高いことも明らかになっています。つまり、いきいきした人生には歯が欠かせないということです。

80歳になっても自分の歯が20本以上残っていて、なんでもおいしく食べられることを目指す「８０２０運動」は、これらの疫学調査の結果がきっかけとなり、１９８９年に厚生省（当時）と日本歯科医師会によって生まれました。

「フレイル」は歯だけが原因ではありません。舌や唇、顎《あご》の衰えも、噛んだり、飲みこんだり、話したりといった機能の低下につながります。そうすると十分に栄養がとれなかったり、会話に支障をきたしてコミュニケーション不足に陥《おちい》ったりと、体だけでなく心の活力も奪い、全身のフレイル一直線になってしまいます。

体と心が衰えると、「唾液」も出にくくなります。唾液にはたくさんの健康効果があるとして、昨今とくに注目されている口腔機能です。

たとえば、先ほど口腔は免疫の最前線だといいましたが、**唾液には免疫物質や抗菌物質がたくさん含まれています。また、唾液には栄養因子や成長因子などの成分も含まれており、傷ついた細胞の修復を促進します。**

たとえば、熱いものを食べて口の中をやけどしても、基本的にほかの部位より早く治《なお》るのは、唾液の働きによるところが大きいといえます。また唾液には洗浄作用もあるので、唾液がたっぷりと出ていれば、それだけで口の中は清潔に保たれ、環境は整います。

したがって唾液の分泌量が減ると口腔環境が悪化し、虫歯や歯周病などの口腔疾患《しっかん》が起こりやすくなります。そうした口腔内にできる疾患が、重大な病気の原因となったり、疾患サインであったりすることが明らかになっています。

なかでも口腔疾患の代表といえる「歯周病」は、糖尿病、動脈硬化と関連していることはすでに医学会での常識になっています。さらに、がんや肺炎、骨粗鬆症《こつそそうしょう》など全身のさまざまな疾患と深く関係していることがわかってきており、**歯周病は「万病の元」**といわれています。

唾液がしっかりと分泌されるような良好な口腔環境が、全身のコンディションの決め手となるのです。

それでは、口腔環境が整っていて、口腔機能が健全な状態とは？

わかりやすくいえば、しっかりとよく噛んで、飲みこむことができて、滑舌《かつぜつ》もよいことです。

まず、「よく噛む」ことです。

よく噛むことで、食べものが小さく砕かれて唾液と混ざりやすくなり、嚥下《えんげ》しやすい状態になります。また、よく噛むことは、舌や顎の筋肉を鍛えるトレーニングにもなります。舌の動きがよくなれば飲みこみもよくなりますし、顎がよく動けば滑舌もよくなります。よく噛むと唾液もたくさん出ます。

さらに、「よく噛む」ことのパワーは全身に及びます。

とくに、最近にわかに脚光を浴びているのが「脳」に対する影響です。

たとえば、顎を開けたり閉じたりすることによって脳血流や脳活動がアップし、認知症の予防にもなります。

また、よく噛むことによって、脳は少量の食事でも満腹感を感じやすくなり、食欲が抑えられて肥満やメタボの予防になります。噛むことで、ストレス物質を抑えるとともに、「幸せホルモン」といわれ心を安定させるセロトニンの分泌が増え、結果、ストレス解消につながることも近年の研究で明らかになっています。さらに、先ほどふれた唾液に含まれる成長因子や栄養因子が「脳」にも作用し、脳機能を活性化させることも最近の研究によって突き止められています。

このように、口腔環境の状態が脳の健康と深く関わっていることが次々と明らかになり、**口腔環境の改善が認知症予防にもつながる**と考えられています。

また、近年、腸には多くの神経細胞があることから、「腸は第2の脳」ともいわれ、腸と健康の関係が注目されるようになりました。口腔と腸とは腸管でつながっており、口腔環境が腸内環境にも影響を与えることがわかっています。つまり、腸管免疫において口腔環境は大きな役割を果たしているということです。

さらに、口腔環境が整っていてしっかりとよく噛めて唾液がたくさん出ていると、新陳代謝が促され、若さを保つなどアンチエイジングにも有効であることがわかってきました。また、噛む動作によって顎や口のまわりの筋肉を動かすことは、表情を豊かにし、スムーズなコミュニケーションの後押しをしてくれます。

このように、口腔環境が、「第1の脳」である中枢《ちゅうすう》と「第2の脳」である腸におよぼす影響は、きわめて大きいといえます。「脳腸相関」といって脳と腸とは相互に影響し合っていることがすでにわかっています。そこに口腔が加わり、**脳と腸と口腔とは、どれが欠けても心身のバランスが崩れてしまう関係にある**といえます。

重ねていいますが、「ピンピンコロリ！」を実現するには、心身ともに健康でなくてはなりません。それには、病気にならないようにすること。つまり、「未然に病《やまい》を防いでいく」ことが大切であり、口腔の状態を常に意識することが「未病」につながります。日頃から「よく噛むこと」がそれを可能にするのです。

つまり「よく噛む」ことは、口腔機能の健康を維持し、心身の健康を守っていくためにもっとも重要な要素です。

「でも、よく噛むって、具体的にはどのくらい？」

そう！　それが問題です。たとえば、「ひとくち１００回」噛むとなると、おそらく継続できる人は少ないでしょう。

毎日毎食続けられて、健康効果を得られる噛む回数、その目安となるのが「ひとくち30回」です。

唾液には炭水化物の消化酵素が含まれていますが、10回程度噛んだのでは、消化酵素はしっかりと働くことはできません。しかし、30回ほど噛むと、その間に消化酵素が炭水化物（デンプン）とよくまざり、デンプンを麦芽糖《ばくがとう》などに分解し、腸で吸収しやすい状態にしてくれます。

また、ひとくち30回ずつ噛みながらゆっくり食べることで、脳内でヒスタミンなどにより満腹中枢が刺激され、同時にブドウ糖が増えることでも満腹中枢が刺激されて、食事の量が少量でも満腹感を感じるようになります。また、ヒスタミンは内臓脂肪の分解を促進することも知られており、ダイエット効果による肥満やメタボの予防・改善が二重に期待できます。

このように、**噛むことによる健康効果を引き出す「ひとくち30回」**は、厚生労働省でも理想とされています。

普段あまり噛まずに早食いする人は、30回でもはじめはつらいと感じるかもしれません。そういう方は、「飲みこもうと思ったら、あと10回噛む」ことをまずは心がけてください。そうして「噛む」という行為に慣れていくことが大切です。

また噛む回数が増えるほどに、舌や顎の筋肉も鍛えられるので、噛むことが次第に苦でなくなってきます。いずれ「ひとくち30回」が当たり前の習慣になります。

そして、よく噛むことができる丈夫な歯と歯ぐきを維持するためには、日々の口腔ケアも大切。歯磨きなどセルフケアをしっかり行い、さらに定期的な歯科受診でチェックをし、万全を期す。人生100年時代を迎え、これからは「治療」ではなく「予防」という「攻めの健康法」のために歯科医院を定期受診することが、自分の健康を守る有効な手段となっていくのです。

高齢になっても、生活の質（ＱＯＬ）を維持したまま、食べたいものをバリバリ食べて、大いに会話をし、笑顔いっぱいの楽しい毎日を過ごしたいものですよね。

それには、口腔環境が良好で口腔機能が健全であることが不可欠！「ひとくち30回」を目標によく噛んで、腸管免疫を高め、脳を活性化させていきましょう。


本書では、全身の健康を下支えしている口腔を中心に、人体の司令塔である脳についてもお話ししながら、健康をベストに維持する方法、つまり、よく噛むことのできる口腔環境のつくり方についてわかりやすくまとめました。

口腔環境を整えることで、病を未然に防ぎながら、心身ともに元気でいつまでも自分らしく生きていかれます。

本書が皆さまの健康の一助となれば幸いです。

◎目次

「歯ぐき」についてもっと知る

「舌」についてもっと知る

第2章　唾液は最高の健康薬

第3章　認知症を遠ざける秘策

第4章 誤嚥予防、病気予防のために

第5章　無理なく自分でできる日々の口腔ケア

口の中を清潔に保つ方法

口腔機能を高める生活習慣

唾液力でボケ知らず！

——脳と認知症改善メソッド

第1章

口の中に健康を守るカギがある！

「歯」についてもっと知る

「歯」の力を思い知る！

本書の冒頭でもいいましたが、「よく噛《か》む」ためには、口腔《こうくう》環境が整い、口腔機能が健康であることが絶対条件です。それには、「口腔」を構成する要素のうち「歯」「歯ぐき（歯肉《しにく》）」「舌」「顎骨《がっこつ》」「唾液腺《だえきせん》・唾液」の存在が重要となります。

この章では、歯や舌などの果たす役割やその健康効果について、わかりやすくご説明したいと思います。

とにかく「よく噛むこと」こと！　まずは自分の歯で噛むこと。もし自分の歯を失っても、どうか人工の歯でもいいので入れてください。

それが、どれほど健康にとって大事なことかを物語るこのような報告があります。

よく噛めずに痩せこけて、人に支えられてやっと来院された方がいました。そこで、よい入れ歯を入れたところ、食事もおいしく食べられるようになり、体重も増え、半年もしないうちに誰の助けも借りずに自力で歩けるようになったのです。

この方のように、歯のない方がそれまで柔らかいものだけを飲みこむように食べていたのが、入れ歯を使うようになると食べものをしっかり噛むことができるようになります。その結果、正しい「噛み合わせ」が生まれ、歯ぐきや顎《あご》の骨が強くなり、筋肉や飲みこむ力も生まれてきます。さらに、噛むことで血行はよくなり、身体機能全体が上がってくることで呼吸や姿勢まで変わり、体が元気になっていきます。

また、入れ歯によって噛めるようになってくると、食事もおいしく感じるようになり、脳がより活性化され、認知機能も改善するとの報告もされています。

頭蓋骨の上の部分が「脳」、下の部分が「口」に当たりますが、自分の歯でも入れ歯でも、口で噛むことによる振動や刺激は、顎を通じて「脳」に伝わります。また、噛むことで血流がよくなると、自ずと脳への血流もよくなります。仮に自分の歯を失って入れ歯になったとしても、噛むこと自体が脳の活性化に通じるので、入れ歯へ

図1　頭の中はどうなっている？

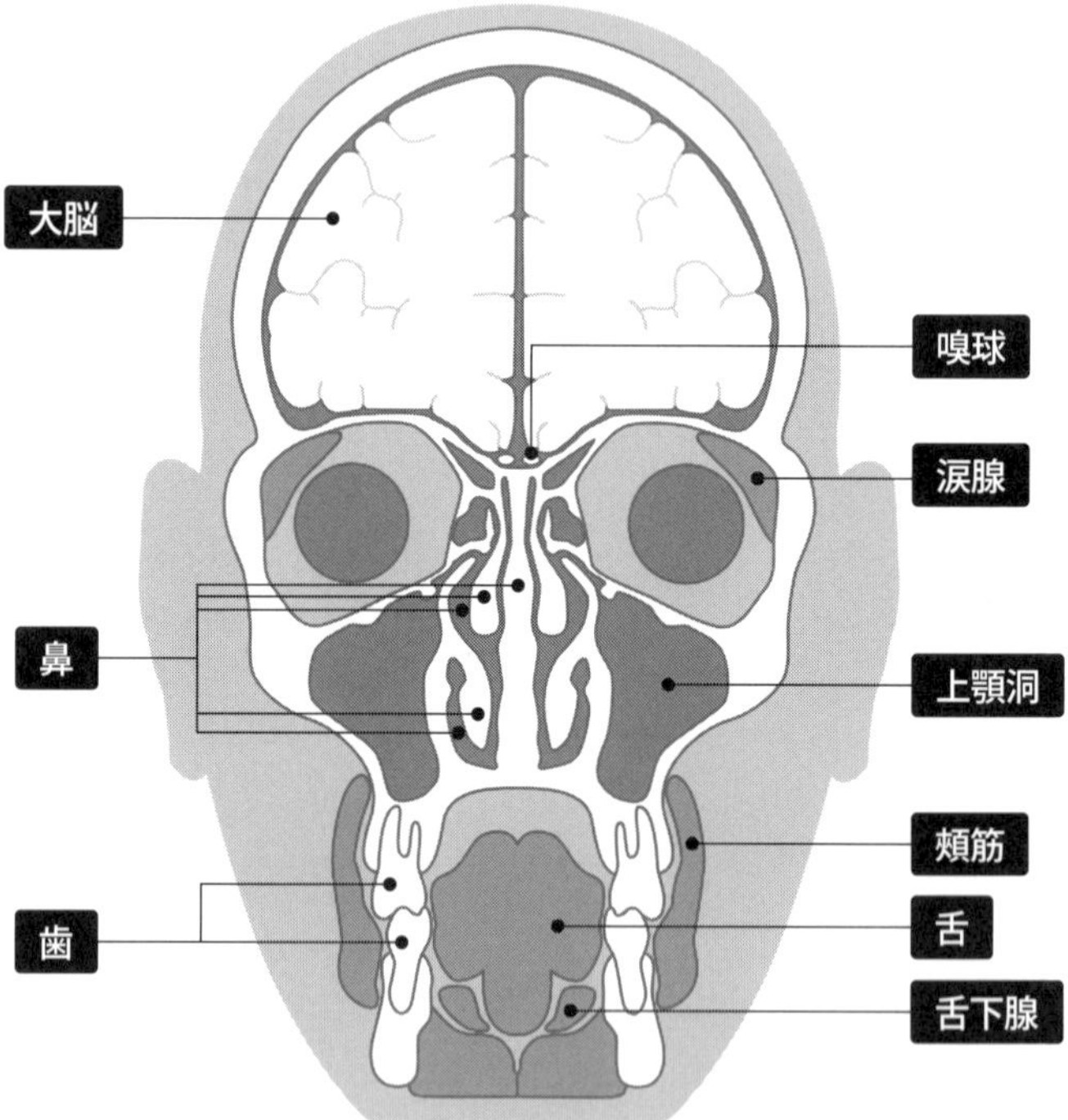

の抵抗感を持たないことも大切です。

　このように、歯で噛む行為は人にとって極《きわ》めて重要なことであり、**噛むことで体は自然と強くなる**のです。

「なんだ！　それじゃ自分の歯じゃなくてもいいんだ……」

　この入れ歯の報告から、そのように思う方もいらっしゃるかもしれません。ですが、
　やはり自分の歯を保ち続けることはとても大切なことなのです。

　なぜなら、一つには、自分の口にフィットする入れ歯をつくるのは、なかなか難しい点が挙げられます。私は、「歯科医を目指す医師の卵たちが苦労することはなんだろう」と思い、大学院生に質問してみたことがあります。すると、即答で「入れ歯づくりが難しい！」と返ってきました。

　口の中はとても敏感で、髪の毛1本よりも細いものでも違和感を感じます。その機能は、魚の小骨などを間違って飲みこんだりしないためです。そんなデリケートな感覚を持つ口にフィットする完璧な入れ歯をつくるのは、確かに簡単ではありません。

　出来上がった入れ歯は患者さんに実際につけてもらってフィッティングを行い、噛

み合わせはどうかなど患者さんの感覚を頼りに、少しずつ削って調整していくことになりますが、本当の歯のように違和感のない入れ歯をつくり上げるには、歯科医の手先の器用さや技術力だけでなく、患者さん自身が言葉や表情で違和感をどれだけ伝えてくれて、その情報を医師がどれだけキャッチできるかが重要になります。つまり医師と患者さんとの意思《いし》伝達がうまく噛み合うことで、患者さんが満足のいく入れ歯ができるのです。

完璧な入れ歯を手に入れて快適に過ごされている方もいますが、その一方で、どこかがスレて痛いとか、すぐにはずれるとか、なにかしら不具合を感じている人が少なくないのも事実です。

入れ歯の微妙なズレを生んでいたことが原因で、慢性的な頭痛に悩まされている方もいます。これは入れ歯に限らず、歯に詰めものをした場合もそうですが、噛み合わせが悪くなると、知らない間に体の健康を損なってしまうという事例が多数報告されています。

こうしたことを考えると、やはり自分の歯に勝るものはありません。

根っこが残っているだけでも、その上に歯をつくることもでき、入れ歯の安定、骨の吸収抑制になることだってあるんです。

お母ちゃんドクターのひとこと

口の中は超敏感な防犯センサー！

食事をしたときに、小骨や小さな硬いものが入っていて思わず顔をしかめた経験は誰にもあると思います。でも、口から出してみると、本当に小さな物体（小骨や皮、殻など）だったりしますよね。

実は、人間の感覚で敏感な部位は、顔、唇、舌、口の中だといわれます。とくに、口の中の感覚は皮膚よりも超敏感。歯は髪の毛よりももっと細いものでも違和感を判別することができる超敏感な組織なのです。

何かを口の中に入れるとき、口腔内での違和感は体内に入れる直前の最後の砦《とりで》となるセンサーです。苦い毒や古くなった酸《す》っぱいものを感じとるだけでなく、異物の体内侵入を防ぐ防犯センサーの役割を果たしているのです。

歯には個人情報が詰まっている

「自然の歯が大事」というもう一つの理由は、歯はただ食べものを噛み砕くだけのものではなく、アイデンティティのかたまりともいえる存在だからです。

「それってどういうこと？」

そう疑問に思われる方もいらっしゃるかもしれません。でも、テレビの刑事ドラマなどで、事故や事件などで身元不明の死体が見つかったとき、科捜研《かそうけん》＝科学捜査研究所のチームが「歯型」や「歯」をもとに身元を割り出すのを見たことのある方は多いと思います。

つまり、人によって歯型や歯の治療痕が違うことから本人確認のカギとなり、さらに歯そのものにもパーソナル情報がたくさん詰まっているのです。

事件や事故に巻きこまれて亡くなり、そのご遺体がたとえ水の中にあっても火の中にあったとしても、歯の表面はエナメル質という硬い層でできているため、内部は守られており個人を特定する組織も保存されています。

歯や顎のX線画像（レントゲン写真）からは、歯の石灰化の度合いが観察され、そ

図2　自分の歯が大事

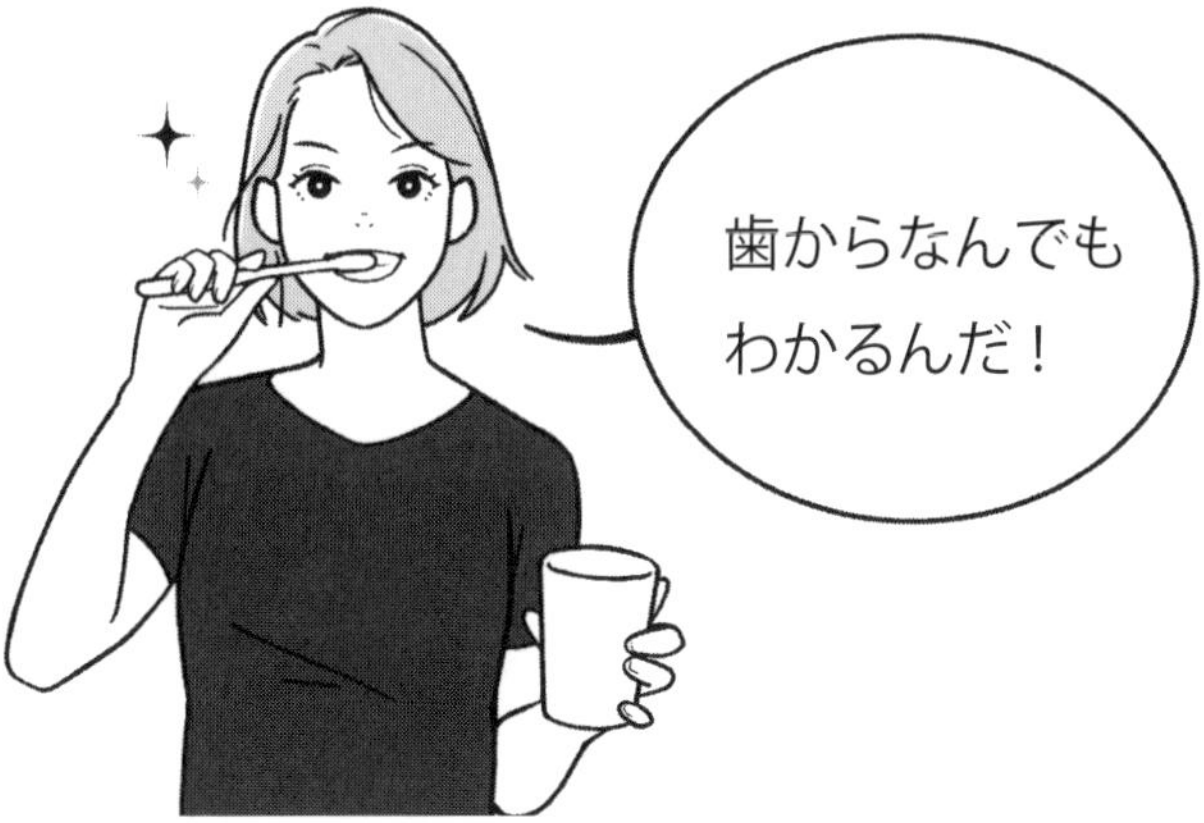

の人の年齢や、胎児の場合は妊娠何ヵ月であるかがわかります。

また、歯の状態だけでなく、全身疾患、たとえばダウン症候群や大理石骨病《だいりせきこつびょう》などの有無や骨粗鬆症《こつそしょうしょう》や動脈硬化の可能性も診断されます。

このように、歯には個人情報がたくさん詰まっており、まるで個人情報のデパートのような存在です。

大げさかもしれませんが、歯というのはアイデンティティのかたまり、その人自身を象徴する存在ともいえるもの。**歯を大切に守ることは、自分のアイデンティティを大切に守ることと同然**なのです。

ところが、実際にどれだけ歯をケアしているかというと、後手にまわっている方が少なくありません。

たとえば、

「歯の治療は痛いから嫌！」

←

「歯医者さんにはなるべく行きたくない」

←

「歯が痛くなったから歯医者さんに行く」

歯の治療に対して、このようなイメージをお持ちの方は決して珍しくありません。

ですが、すでに痛みが出ているということは、ほとんどの場合において虫歯や歯周病はかなり進行している状態です。

お母ちゃんドクターのひとこと

科捜研の手がかりとして口腔組織が活躍！

皆さんもテレビ番組で科捜研が登場するドラマを観たことがあると思います。そんな科捜研のチームは、事故や事件などで身元不明な方の確認をしなくてはなりませんが、本人確認の一番のカギとなる体の部位が「歯」です。

遺体が水の中にあっても、火の中にあっても、歯の組織は硬いエナメル質と象《ぞう》牙《げ》質《しつ》で守られているので、たとえるなら、「歯」は「小さな金庫」のようなもので、その中には個人を特定する組織（DNA）が保存されているのです。

また、毒物や薬物の痕跡も検査できます。

つまり、口の中には32本（子どもは20本）の個人認証の金庫を持っているといっても過言ではありません。

「唾液」からは個人を特定するDNAがわかります。

「唾液」はすぐに乾燥してしまうじゃない？　という疑問をお持ちかもしれませ

んが、乾燥してもその組織体を採取することができれば、唾液は復元でき、そこからDNAが検出できるのです。

そう考えていくと、口の中には個人認証のカギとなる組織が詰まっているということです。もし私が推理小説を書くなら、歯周病がダイイングメッセージとなって、口腔環境が悪い人が犯人だとわかるようなストーリーを書いてみたいですね。

虫歯を削るのは身を削るのと同じこと

そもそも虫歯とは感染症であり、虫歯の原因となる菌（主にミュータンス菌）が、食事になどによって摂取した糖分を材料にして産出する酸によって歯が溶ける病気です。

もう少し詳しくご説明しましょう。

唾液の中にはおよそ400〜700種類の細菌が生息しているといわれます。腸内には腸内細菌がつくる細菌叢《さいきんそう》（腸内フローラ）が形成されていますが、口腔内にも腸

図3　虫歯になるのは……

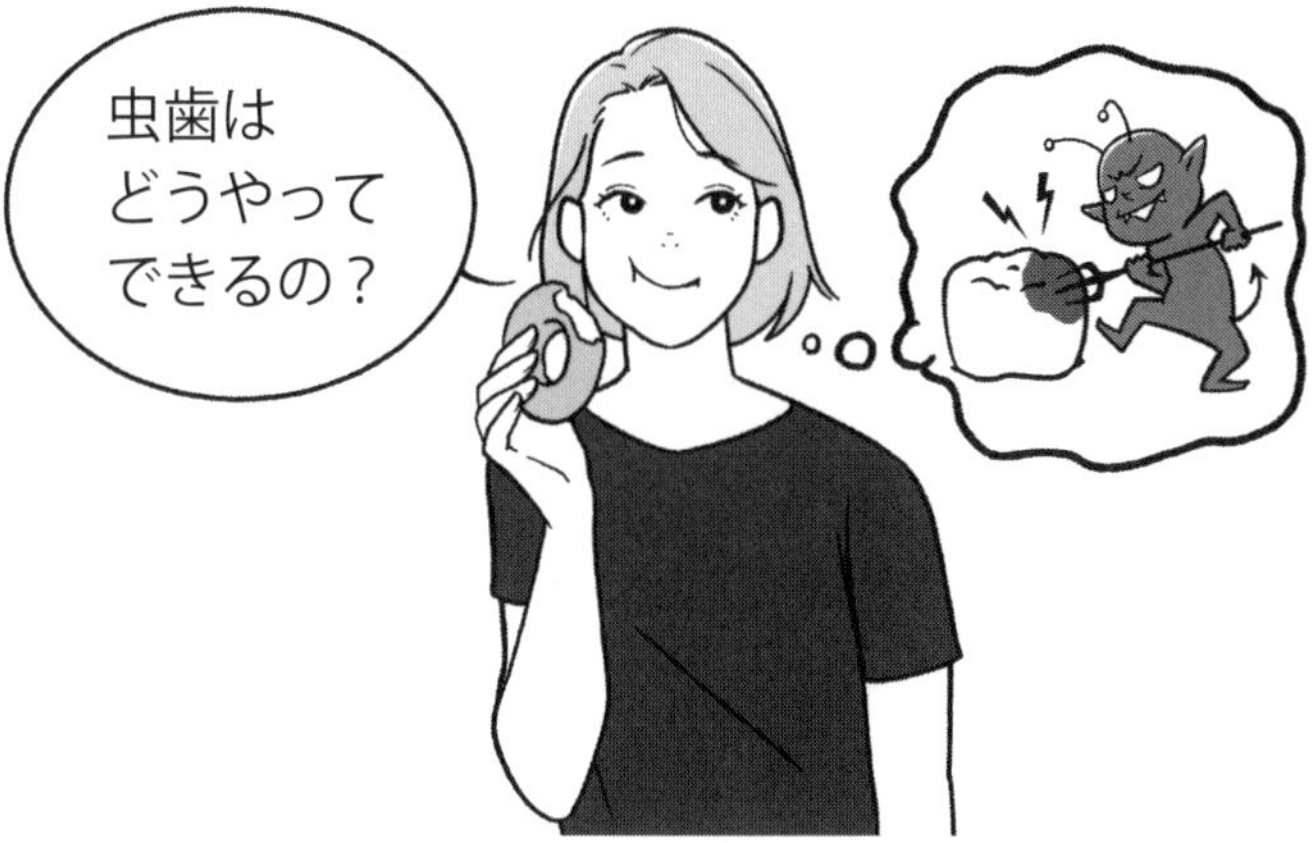

と同じようにフローラが形成されています。その細菌の中には、虫歯や歯周病の原因となる悪玉菌もたくさんいます。

細菌は歯に付着しても多くの場合は唾液で流されます。しかし、奥歯や歯と歯の間など唾液の流れが悪い場所にはどうしても付着したまま残りやすくなります。

虫歯菌（ミュータンス連鎖球菌）は、糖分がある環境下では、歯への付着能が強いです。くっつくとそこにある糖質を利用し、粘着性のグルカンをつくります。

これにより歯に強力に付着して、歯の表面で他の口腔細菌とともにより大きなかたまりをつくります。これがプラーク

（歯垢）です。

プラークを食べかすと思っている方もいますが、実際には細菌やその代謝物のかたまりです。ネバネバとしたかたまりの中には細菌がすみついています。

プラークのうち70～80％は細菌なんですよ！

そして、プラークの中でミュータンス菌は、さらに糖分を分解（代謝）して「酸」をつくります。

歯の表面部分のエナメル質はとても硬い組織ですが、酸に対して弱い性質があるため、虫歯菌のつくり出す酸によって歯の表面のエナメル質からカルシウムやリンが溶け出し（これを「脱灰《だっかい》」といいます）、やがて歯に穴があきます。それが虫歯（う蝕《しょく》）です。


虫歯に対して、歯科医は患部を削りとり詰めものをするという処置を行うことになります。ですが、手足の骨は骨折してもまた修復されて元に戻りますが、歯は一度削ってしまうと再生はとても困難です。ほぼ永久に失われてしまいます。

歯を削るということは、身を削っているのと同じです。

「じゃあ、詰めものをしたらいいじゃない!?」と思う方もいると思いますが、詰めものをすると歯との間にどうしても隙間ができてきます。この隙間から、新たに虫歯菌が侵入して、歯は冒《おか》されます。

元の歯に比べると、治療して隙間のできた歯は虫歯になりやすいので、虫歯治療を繰り返していると、いずれ抜歯《ばっし》することになるリスクが高まるのです。

また、歯の表面のエナメル質の下には象牙質という組織があり、その内側に一般に「神経」と呼ばれる「歯髄《しずい》」が通っています。虫歯が大きく歯の奥の神経にまで達している場合は、神経をとる（抜髄《ばつずい》処置）ことになります。

歯髄には神経のほかに毛細血管も通っていて、血管を通して歯に酸素や水分、栄養分などを運んでいます。そのおかげで歯はツヤや強度を保つことができています。ですから、神経（歯髄）をとった歯は栄養分や水分が枯渇《こかつ》して脆《もろ》くなり、ちょっと硬いものを嚙むと割れたり折れたりしやすくなります。

枯れ木同然に神経のなくなった歯は、抜歯のリスクが極めて高くなるのです。

歯を抜くたびに寿命は縮まる⁉

虫歯治療の結果、歯を失うとドンドン噛みにくくなり、しっかり噛めなくなってくることで、顎の骨や関節はどんどん薄くなり中身もスカスカに脆くなってきます。これを「廃用性萎縮《はいようせいいしゅく》」といって、臓器は使われないと次第に衰《おとろ》えて機能しなくなっていくのです。

顎だけではありません。歯の有無は全身の骨とも関係していることが研究によって明らかになっています。**歯は全身の骨の状態を知るリトマス試験紙のようなもの。**歯が脆くなるということは、歯と同じ成分である骨も脆くなっている可能性があるということなのです。

歯が脆くなり欠損していくほどに体は少しずつ衰え、やがて寝たきりになってしまうこともあります。マウスを使った実験では、高齢のマウスの抜歯をすると、認知機能が落ちるという結果も出ています。

要は、「虫歯になったら治療する」では遅いのです。

とくに「がん」を患《わずら》っている方は注意が必要です。顎の骨にがんができている状態で抜歯をすると、がんが全身に転移してしまう危険性があります。抜歯は出血を伴いますが、そのとき破れた血管からがん細胞が侵入すると、血流を介して体のさまざまな部位へと運ばれていくことになります。

また、お口のがんでは、がんの放射線治療後に抜歯をすると、抜いたところの治《なお》りが悪く、炎症が広がって「骨髄炎《こつずいえん》」（菌によって起こる骨の感染症）になる可能性があります。骨髄炎になってしまうと、完治は難しく、治療には一生かかってしまいます。

また、歯ぎしりや食いしばりも歯に大きなダメージを与え、歯が壊れたり抜け落ちてしまうリスクになります。歯ぎしりや食いしばりのクセのある方は、早めにマウスピースなどで歯を守ることをおすすめします。

虫歯や歯周病を悪化させないよう、細心のケアを心がけることが大切です。

歯のケアは先手必勝！

「はじめに」で、健康維持のためには、病気になる前つまり未然に病《やまい》のサインを見つけて防いでいくことが大切であり、それには口腔環境の状態を常に意識することだといいました。

そのためには、日々の口腔ケアをきちんと行い、さらに歯科で定期的に口腔環境のチェックをすることが必要となります。

細菌が増殖しプラークを形成しはじめるには少し時間がかかりますが、長期に放置してしまうと細菌が増殖してプラークとなり、さらに放置するとプラークが石灰化して「歯石《しせき》」（プラークが硬くなったもの）になります。こうなると歯磨きでは落とすことができません。

ということは、それよりも前（プラークができる前）に歯磨きをすれば、細菌の繁殖は防げるということ。つまり虫歯になるのを防ぐことができるということです。また、もしも虫歯になってもごく初期であれば、適切なブラッシングやフッ素剤の塗布《とふ》で治ることがあります。

歯科での定期チェックは、「万病のもと」といわれる歯周病を防ぐためにも重要です。歯周病は「サイレントキラー」とも呼ばれ、初期の段階ではほとんど自覚症状が出ることがありません。そのため、気づいたときには重症レベルまで進行していて、

図4　歯周病は万病のもと！

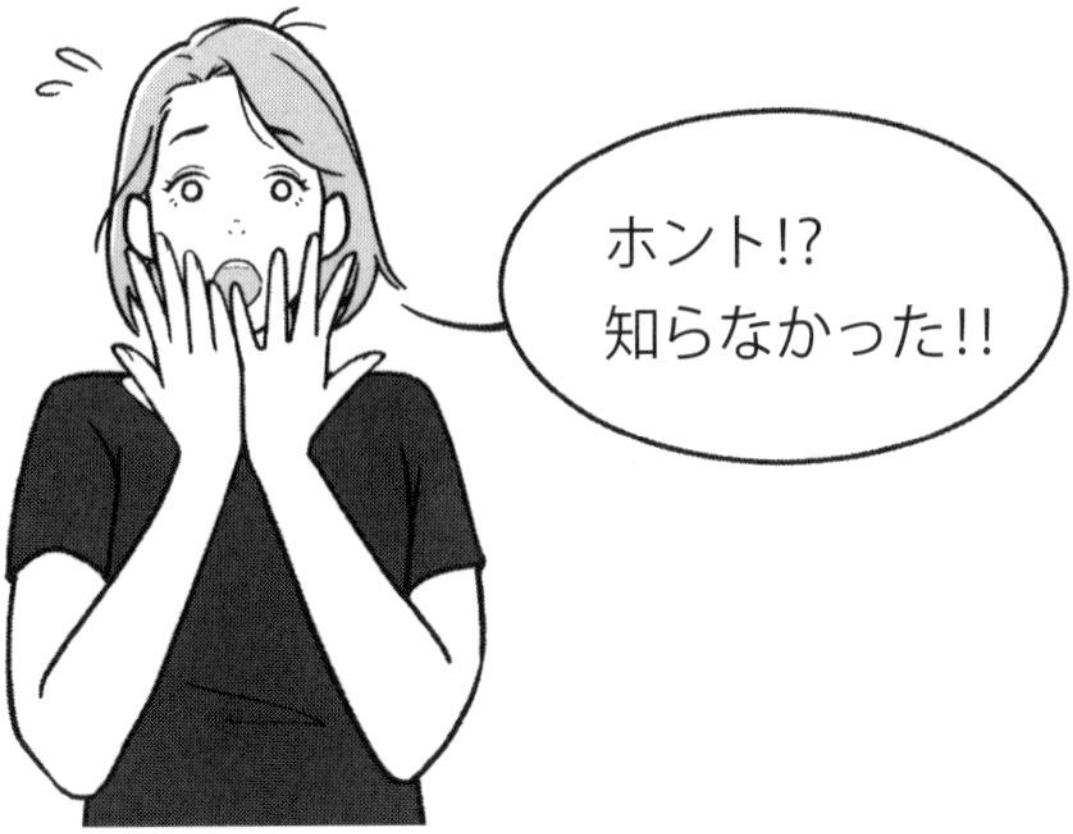

歯を失うケースも少なくありません。
実際、成人が歯を失う2大原因は「虫歯」と「歯周病」です。
また、歯が抜けたままの状態だったり、虫歯や歯周病の治療をしないで放置していたり、あるいは、片側だけで噛むクセのある人は、徐々に左右の顎にゆがみが生じ、全身に影響することもあるといわれています。

歯の健康は全身の健康につながります。何より、歯は自分そのものともいえる存在。先手、先手でその健康を守っていきましょう。
そのためにも、かかりつけの歯科医師

を持つことをおすすめします。自分の口腔内の変化を把握している医師がいることで、さまざまな予防につながるはずです。

なお、歯磨きなど自分で行う口腔ケアの方法や注意点については、後ほど第5章でご紹介します。口腔ケアの基本はやはり毎日のお手入れ。この機会に効果的なケア法をぜひ身につけてください。

Q&A 「乳歯」はなぜ生えかわるの?

実は、その答えはまだ明確にはなっていません。

子どもの「乳歯」は6~12歳頃に、前歯付近から「永久歯」に生えかわります。

乳歯の下に永久歯が生えはじめると、乳歯がグラグラしてきますよね。乳歯は永久歯に押し上げられて自然に抜け落ちると思っている方が多いと思いますが、実は永久歯が乳歯の根っこを溶かし、乳歯は根っこを失って抜け落ちるのです。ですから、永久歯がいつまでも生えてこない方の場合は、乳歯がそのままロの中に残っているというケースもあります。
医学的分類では「歯」も「臓器」の一つ！「臓器が生えかわっている」と考えると、歯は体の中でも唯一無二の存在であり、歯の生えるメカニズムというのは本当に不思議です。

お母ちゃんドクターのひとこと

生きものたちの乳歯のはなし

犬や猫などの哺乳類の多くは人間と同じように、乳歯から永久歯に1度だけ生えかわります。それを「二生歯性《にせいしせい》」と呼びます。でも、マウスの前歯は一度も生えかわりません。

一方、爬虫類の中には何度も歯が生えかわる生きものもいます。たとえば、ワニは何度も生えかわるメカニズムを持っています。どの歯も先がとがっていますが、実は臼歯《きゅうし》を持っておらず、犬歯のようなとがった歯だけで獲物を食いちぎるように食べるのです。

他にも、両生類のカエルには歯があります。1種類をのぞき、ほぼすべてのカエルは下顎にはありませんが、上顎には少しだけ歯が生えているのです。逆に、まったく歯のない生きものといえば、鳥、アリクイ、カメなどがいます。

まさに歯の仕組みは生きていく環境によって異なる多様性を反映しているといえます。

では、海の生きものに目を向けてみると、プランクトンを食べる小さな魚にも歯はありますが、大きな魚（サメなど）は三角のとがった歯を持っています。でも、パクパクした印象のある鯉《こい》は？

鯉は、口の中に歯を持っていません。だから、パクパクして餌を飲みこむようにして食べるのかもしれない……と思われたかもしれませんが、実は喉の奥に歯が隠れているってご存じでした？

咽頭歯《いんとうし》といって、喉の奥の歯で餌を噛んでいるのです。だから、鯉の口の中に手を突っこむようなことをすると危険！　絶対にやめましょうね！

「歯ぐき」についてもっと知る

不健康な「歯ぐき」は万病の元になりやすい

健康な歯を維持するには、それを支える土台つまり歯周組織も重要です。

歯周組織とは歯の周囲にある組織で、大きく分けると「歯肉」「セメント質」「歯根《しこん》膜《まく》」「歯槽骨《しそうこつ》」の4つからなります。

歯肉は一般に「歯ぐき」と呼ばれている部分で、歯根のまわりをとり囲む粘膜組織であり、歯槽骨も覆《おお》っています。細菌感染や食べものを噛んだときに加わる力からセメント質・歯根膜・歯槽骨などを守る役割を果たしています。

セメント質は、歯根の表面を覆っている硬さは骨くらいの組織です。

歯根膜は、セメント質と歯槽骨の間にある組織で、この2つを強力に結びつけてい

図5　歯の構造

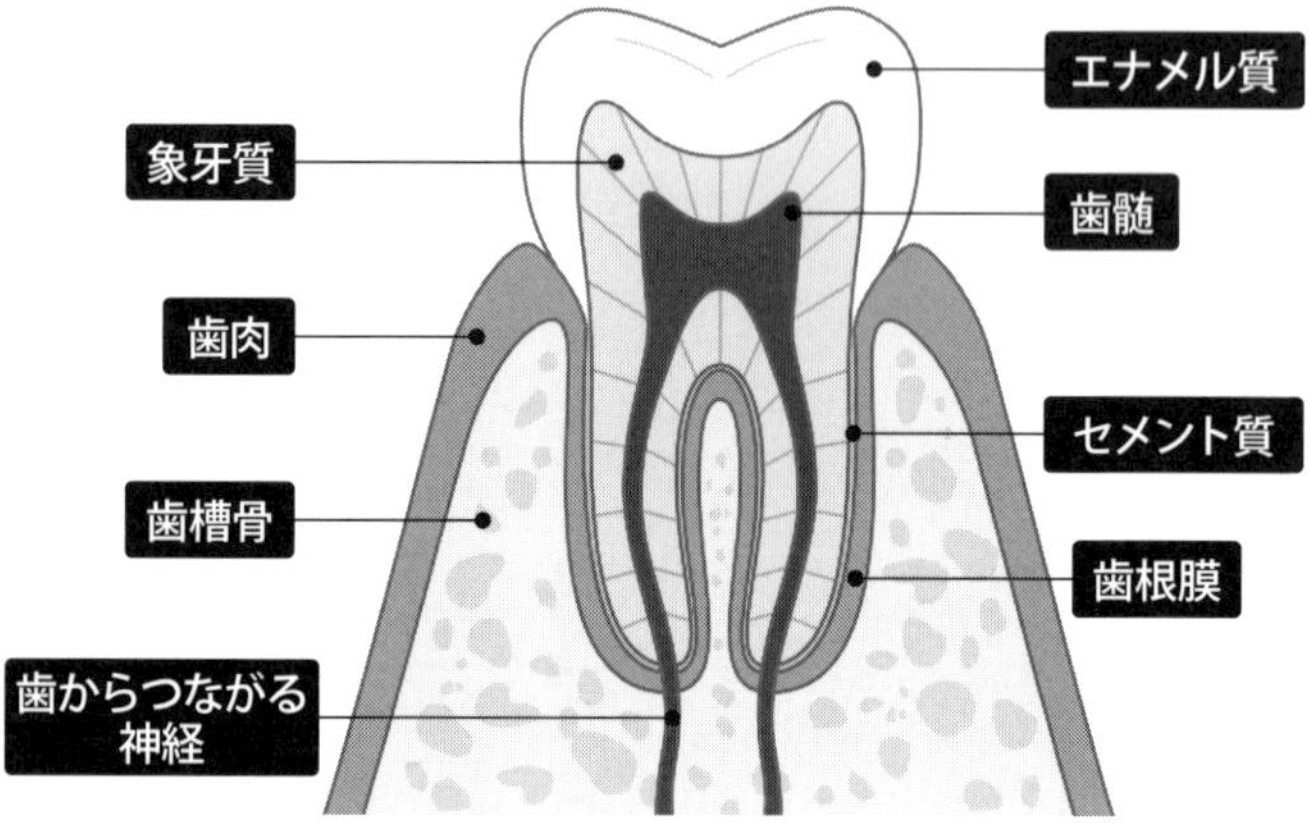

ます。食べものを噛むときに歯にかかる力を吸収・緩和《かんわ》します。歯への力がダイレクトに歯槽骨に伝わるのをやわらげるクッションのような働きをしています。

また、先ほど「口の中はとても敏感！」だと書きましたが、鋭敏なセンサーの役割を果たしているのが歯根膜です。

歯槽骨は、歯を支えている骨で、歯はこの中に植立しています。ちなみに、歯槽骨を支えているのが顎の骨で、いわば歯槽骨の土台。歯槽骨は、歯をしっかりと支えるとともに、食べものを噛んだときにその力を受け止める役割も果たしています。

歯周病が悪化するなどして歯槽骨が大

きく破壊されると、歯がグラグラになってしまうのです。

これら4つの組織のうち、歯周病などさまざまな口の病気の症状がまっ先に目に見えるのが歯肉、つまり歯ぐきです。

歯ぐきの腫れは歯周病の第1ステージ

健康的な歯ぐきはきれいなピンク色をしていて、全体的に張りがあって引き締まっています。そして、歯と歯の隙間が歯ぐきで埋まり、歯ぐきの先端が三角形になっています。また、歯と歯ぐきの境目には「歯肉溝《しにくこう》」という小さな隙間がありますが、1～2ミリの深さなら健康な状態です。

しかし、赤く腫れたり、出血したり、張りがなくブヨブヨしたり、赤黒くなって膿《うみ》が出たりしている歯ぐきは、歯の根の中が化膿していることもありますが、たいていは歯ぐき自体が「歯肉炎」や「歯周炎」などのトラブルを起こしています。

歯肉炎と歯周炎とを同じだと思っている方もいらっしゃいますが、少し違います。**歯肉炎は、簡単にいえば、歯ぐきが炎症を起こし、赤く腫れている状態**です。単純ヘルペスウイルスによって起こる「ヘルペス性歯肉口内炎」や、口腔内の常在菌であるカンジダという真菌《しんきん》（カビの一種）が増殖して発症する「カンジダ性口内炎」などもありますが、ほとんどは付着したプラークが原因で起こる「単純性歯肉炎」です。

原因となるプラークを除去することで治癒《ちゆ》しますが、そのまま放置すると歯周病になってしまいます。

歯の項でプラークについてお話ししましたが、プラークは付着する部分によって「歯肉縁上プラーク」と「歯肉縁下プラーク」に分類されます。前者は、歯ぐきより上の歯の表面に付着するものをさし、後者は歯ぐきより下（歯肉溝内）に溜まるプラークをさします。

プラークの中には莫大な量の細菌が潜んでいるといいましたが、そこに含まれる歯周病の原因菌（ポルフィロモナス・ジンジバリス菌など）によって歯ぐきが炎症を起こして赤く腫れたり、ブヨブヨとたるんだりして溝が深くなっていくのです。これを「歯周ポケット」といいます。

２０２２年の厚生労働省の調査によると、４ミリ以上の歯周ポケットがある人は、30歳代で1/3！　45歳以上では43％を超えているそうです。炎症が進行すると、歯周ポケットはより深くなり、歯周病となります。

さて、歯肉炎を放置しているると歯周病になるといいましたが、一般に「歯ぐきが腫れている」＝「歯周病の第1ステージ」となります。また、歯肉炎を放置していると、歯ぐきが下がって歯根部の表面を覆っているセメント質がむき出しになり、そこから虫歯（歯根虫歯）になることもあります。

一方、**歯周炎は、歯ぐきだけでなく歯を支えている歯槽骨にまで歯周病の菌が繁殖し、細菌の出す毒素などによって骨が溶け出した状態**です。進行すると歯が抜け落ちてしまうこともあります。

どちらも歯周病菌が原因ですが、歯肉炎は初期段階の歯周病、歯周炎は中程度以上の歯周病と分類されます。

なお、歯ぐきには「口内炎」ができることもあります。口内炎は、口の中や周辺の粘膜にできる炎症で、歯ぐきにできたものは「歯肉炎」、舌にできたものは「舌炎《ぜつえん》」、唇や口角《こうかく》では「口唇炎《こうしんえん》」「口角炎」などと呼ばれます。

口内炎にはいつくか種類がありますが、代表的なのが「アフタ性口内炎」（赤く縁どられた白っぽい潰瘍《かいよう》が口腔内にできる）です。はっきりとした原因はわかっていませんが、体調が悪いときにできやすいことが知られています。

寝る前の歯磨きで歯周病から歯ぐきを守る！

健康な歯ぐきを保つには、やはり口内を清潔に保つことが大切です。歯磨きをしないと、プラークが築成《ちくせい》されて歯ぐきに炎症が起こってきます。歯周病は大人の病気と思われていますが、子どもでも歯磨きをきちんとしていないと歯肉炎を起こし、そこから歯周病へと進展していきます。

歯磨きは最低1日2回、とくに就寝前にしっかり歯磨きをすることが重要です。寝ている間は唾液の量が減り、細菌に対する防御力が下がります。寝る前に歯磨きをして細菌を減らすことで、健康な歯ぐきを維持することができます。

ただし、しっかり磨こうとしてブラッシングの際に力を入れすぎると、歯ぐきが下がる（退縮する）原因になることがあります。下がった歯ぐきは自力で戻すことができないので、注意が必要です。

歯磨きの仕方など口腔ケアについては第5章でお話ししますので参考にしてください。

それから、喫煙の習慣は歯周病を発症しやすく、また進行しやすくなることがわかっています。歯ぐきの健康のためにもぜひ禁煙しましょう！

「舌」についてもっと知る

「噛む」「飲みこむ」「話す」……「舌」はすごい！

「舌の役割は味を感じること」、そう思っている方も多いと思います。これは、半分正解で半分間違いです。

まず、舌は味覚を感じとるだけでなく、咀嚼《そしゃく》、嚥下《えんげ》、構音《こうおん》（言葉を話す）において大きな働きをします。

食べものを咀嚼するとき、舌は食べものを歯と歯の間に移動させ、歯で食べものを噛み砕くときには食べものを固定します。

これを繰り返しながら同時に、舌は噛み砕かれた食べものを集め、唾液を使って小さく丸めていきます（これを食塊《しょっかい》といいます）。飲みこめるほど十分小さくなると、舌は食塊を咽頭《いんとう》に送りこみ、さらに、嚥下反射により食塊は食道へ入ります。

図6　舌の構造

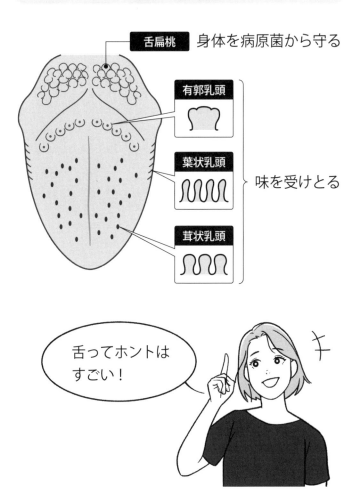

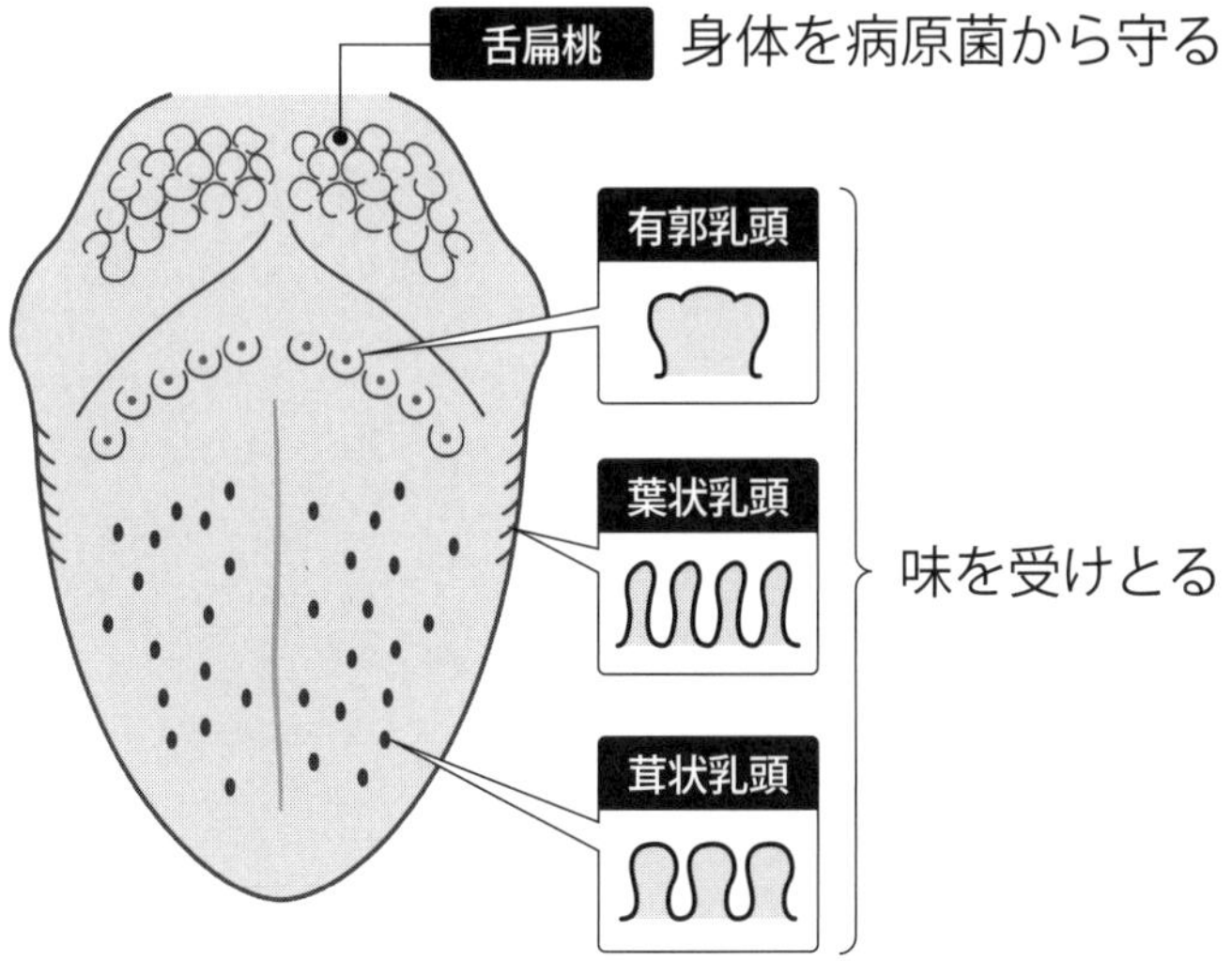

舌の機能が低下すると、「咀嚼・嚥下機能障害」といって、うまく食べられなくなってしまいます。

次に「味わう」ことです。「味は舌の味蕾《みらい》（舌や上顎の奥にある味を感じる器官。味覚の受容器）が感じる」と表現されることがあります。味蕾の中には味細胞《みさいぼう》があり、味物質（味覚物質ともいい、私たちが味覚として感じることのできる化学物質のことをさします）をキャッチし、味を感じとっているのは「脳」なのです。

もう少し詳しくお話しします。

味覚は5つの基本味「甘味」「塩味」「酸味」「苦味」「うま味」からなります。それぞれの基本味について、その味を生じさせる味物質が存在しています。

たとえば、甘味のもととなる甘味物質にはブドウ糖（グルコース）などが、うま味物質にはアミノ酸の一種であるグルタミン酸などがあります。

そして、味蕾でキャッチした味物質の情報は、味覚を伝える感覚神経によって大脳皮質の味覚野へと伝わります。

味覚を伝える神経は2つあり、舌の前2/3は鼓索《こさく》神経を、舌の後ろ1/3は舌咽《ぜついん》神

図7　5つの基本の味＝五味

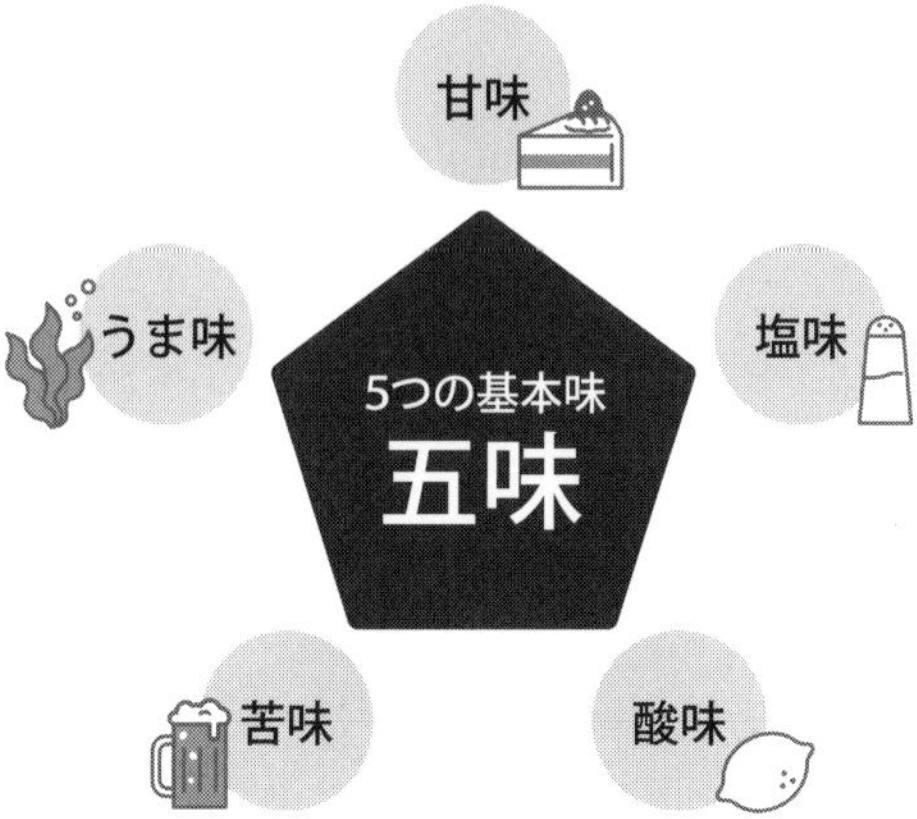

経を介しています。脳の中を走る神経ネットワークは情報を運ぶだけでなく、その情報を解析する機能を持っているということです。

厳密にいえば、舌自体が味を感じているわけではありません。ですが、舌で味物質をキャッチしない限り、味を感じることはできませんから、広義の意味で「味わう」ことも舌の役割といえるでしょう。

そして、「話す」（構音）ことも舌の重要な役割です。

言葉を発するとき、舌は柔軟に動いて、異なった音を発する手助けをしています。

これは、英語を発音するときのことを考えるとよくわかると思います。英会話では舌を巻いたり舌を上下の前歯で挟んだりと、舌をうまく使えないと言葉が通じないことがあります。

日本語でも、舌炎などで舌の動きが悪いと話しづらくなります。

「舌」はどの臓器よりも「脳」を使っている！

「食べるとき」「食べものや唾液を飲みこむとき」「話すとき」など、常に舌は動いている働き者です。実は、黙っていても口腔内で舌は常に動いています。私たちが気づかない間にも運動しているのです。

このように一日中動き続けている舌は、筋肉組織のかたまりです。

舌が動くことで、歯の表面や粘膜についた汚れが掃除されます。また、舌が動くと唾液腺が刺激されて唾液が出ます。唾液には口内をきれいに洗い流す作用もありますから、筋肉のかたまりの舌は、私たちの口の中を24時間掃除してくれる自動掃除機のようなもの。

舌は、洗剤のような役割を持つ唾液とともに、口腔環境を清潔にしてくれる大きな役割を担っているのです。

その働き者の舌は、脳の多くの領域と関係しています。先ほどもお話ししたように、咀嚼するだけでも舌は複雑な動きをしているのです。その舌の機能を維持するために、舌はどの内臓よりも脳の大きな範囲を活用しているということは驚きです。

つまり、**舌を動かす運動は「脳」を活性化することにつながる**と考えられています。

「いつでも、どこでもできる舌運動で脳を活性化させ認知症を予防しよう！」という試みもあります。

また、動き続けている舌には血管もたくさん走っているため、血液や体液の状態が反映されやすい部位とされています。

健康な舌の特徴は、表面にピンク色で白く薄い舌苔《ぜったい》があります。舌苔が黄色くなっているなど、いつもと比べて変化のあるときは不調のサインです。

毎朝の歯のケアの際に、鏡で舌の状態も確認するとよいと思います。

舌は、「味わう」「食べる」「話す」といった、人が生きていく上で重要な役割を果たす器官であり、全身の健康状態のバロメーターでもあるのです。

Q&A 舌がんは歯のお手入れで回避できる!?

口の中にできるがんのことを総じて「口腔がん」といいますが、舌に生じたがんのことは一般的に「舌がん」と呼びます。口腔がんの中でも舌がんはもっとも多く約60%をしめており、発症年齢は60代が最多です。

舌がんは、舌の先端や表面の中央部分にはあまり見られず、ほとんどの場合、両サイドにできます。

原因はまだ明らかではありませんが、喫煙・飲酒などの化学的な慢性刺激や、並びの悪い歯や義歯の接触による機械的な慢性刺激などが誘因と考えられています。たとえば、歯のエナメル質が溶けてギザギザしていると、舌は常にとがったものによる刺激を受けることになります。その慢性的な刺激のせいで舌の細胞ががん化し、舌がんになってしまうのです。

舌は鏡を使って自分で見ることができるため、舌がんは早期に発見されることが多いのですが、小さいものや舌の奥にできているものなどは見落とすことがあります。また、早い時期から頸部《けいぶ》リンパ節に転移して急速に進行するタチの悪いタイプもあります。

舌がんの生存率はおおよそ第1ステージで93%、第2ステージで77%、第3ステージで60%、第4ステージで50%程度と、早い段階で治療を行えば治るがんです。

また、早期発見した場合、たいてい放射線治療か小さい範囲の切除で治ります。しかし、進行すると舌の半分以上、場合によっては舌のすべてを切除する摘出手術、放射線治療、抗がん剤治療などを行うことになります。

舌は味を感じたり、食べものや飲みものを飲みこんだり、人と会話をするといった私たちが生きていくうえで大切な役割を果たしています。したがって、質の高い生活を生涯にわたって送るためには、早期発見・早期治療が重要です。

口腔内で舌にあたって気になる部分があるという方は、我慢しないで歯科医に相談し、とがっているところを磨いてもらったり、面倒でも歯列矯正をするなどして、口腔環境を整えましょう。舌がんは自分の心がけ次第でリスクを下げることが可能なので、日々の口腔チェックをお忘れなく！

「顎」についてもっと知る

「顎」は噛み合わせの要。少しのズレが不調を生む

歯科医は歯の治療を行うと、「噛み合わせはどうですか」と患者さんに必ず尋ねます。噛み合わせが微妙にズレただけでも、食べるときにストレスが生じるのはもちろん、全身のコンディションに影響を及ぼすからです。

たとえば、噛み合わせが悪いと睡眠にも影響があるといわれています。睡眠の質が下がると、歯ぎしりや睡眠時無呼吸症候群、頭痛、耳鳴り、めまい、肩こりなど、さまざまな不調につながります。

そもそも「噛み合わせ」とは、顎を上下左右に動かすことでできる上の歯と下の歯との接触のことをいいます。これはすなわち、顎が動かないと噛めないということを意味します。

食べものを噛むときの顎の動きを「顎運動」と呼びます。食事をするとき、顎運動は上下だけでなく左右にも行われていて、噛むたびにまるで涙の滴《しずく》のような楕円《だえん》を描く動きをしています。そのため顎運動のことを「ティアーズドロップ」（涙の滴）と私は呼んでいます。

私たちは顎運動を無意識で行っているため、あまり重要性を感じることはありません。しかし、顎運動は上下と左右の動きを組み合わせた複雑な仕組みで成り立っており、精密機械のような緻密な動きといえます。その**精密さゆえに、少しの噛み合わせのズレが大きな不調を生む**のです。

実は、**噛み合わせにはもう一つ重要な役割があります**。それは「**唾液を飲みこむこと**」です。

後ほどお話ししますが、唾液はものを食べていないときも分泌されていて、一日の総分泌量は約1〜1・5リットルに及びます。それを私たちは無意識のうちに飲みこんでいますが、そのたびに実は歯を噛み合わせているのです。

図8　食べものの正しい飲みこみ方

①

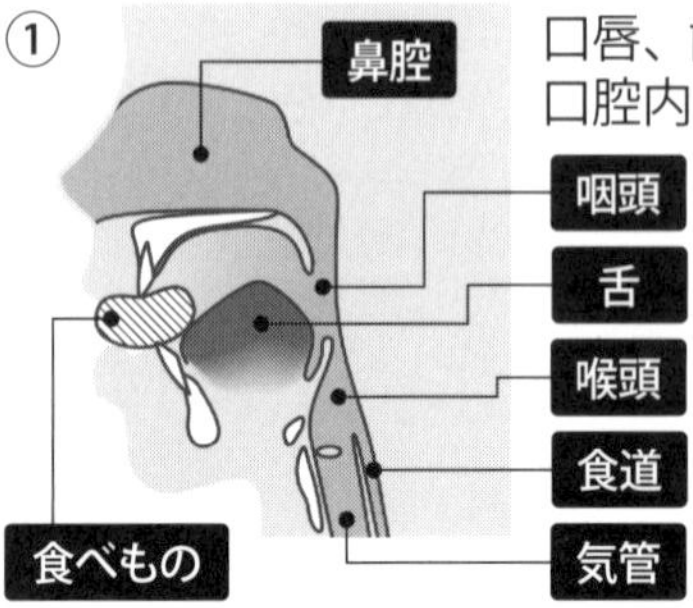

口唇、歯を使って食べものを
口腔内に取りこむ

②

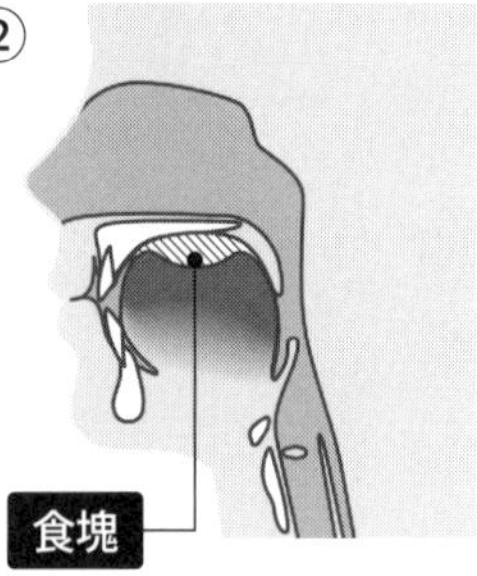

食べものを噛んだり、
押しつぶしたりしながら
唾液と混ぜて、飲みこみやすい
大きさの食塊をつくる

③

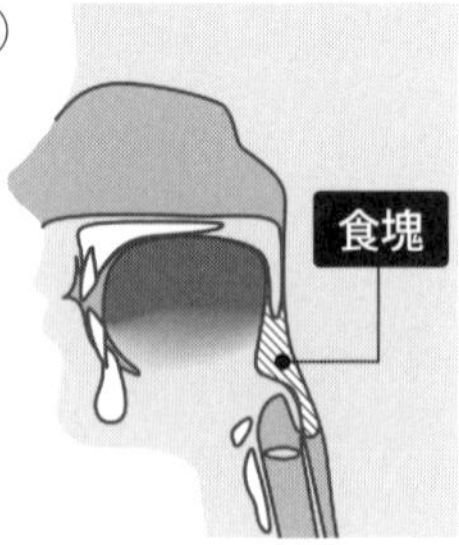

食塊を咽頭に送りこみ、
嚥下反射により食道へ送りこむ

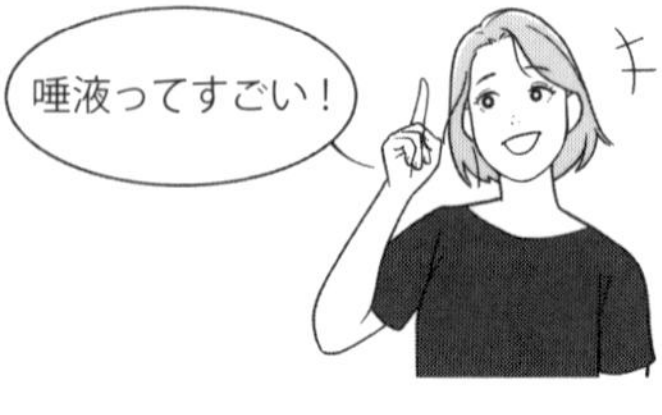

唾液を飲みこむには、まず、歯を噛み合わせることで、唾液を口内にせき止めます。そして、舌を口の天井（口蓋《こうがい》）の部分に押し上げて溜まった唾液を喉《のど》の奥に押しこみ、舌の上下運動によって飲みこみます。

この一連の動きを私たちは絶えず行っています。

歯を噛み合わせないと唾液を飲みこめないことは、歯の治療をイメージするとわかりやすいかもしれません。奥歯の治療をするとき、口を大きく開けっぱなしにします。そのとき、喉の奥には自然と唾液が溜まってきますが、治療中はその唾液を自分で飲みこむことができないため、吸引器で吸ってもらうことになります。

つまり、口を開けっぱなしにしている状態では、唾液を飲みこむことができないということです。

ですから、噛み合わせが悪かったり歯が欠損していたりすると、隙間から唾液が漏れてしまい、しっかり飲みこむことができません。

歯がなくても歯ぐきだけで唾液を漏らさないようにできると思われるかもしれませんが、歯ぐきだけでは唾液をせき止めることはできません。しっかりと上下の歯が噛み合わさり、さらに唇を閉じることで、口内は完全な密閉空間になり、唾液を漏らすことなく飲みこむことが可能になるのです。

このように、噛み合わせは私たちの体にとって重要な要素であり、よく噛み、しっかりと飲みこむには、顎が健全であることが絶対です。

Q&A 顎の秘密って？

骨は荷重がかかると強くなる性質があるってご存じですか？

高齢になった方に飛び跳ねたりする運動を奨励している場合がありますが、それは骨に適度な刺激を与えることで、骨の強さを維持していこうという医学的根拠に基づいた考え方です。

歯や歯を支える顎も同じで、人は適度な硬さのものを食べることで、歯や顎を鍛えることができるのです。しかも、顎が強くなると、脳にもいいという研究報告もあるのです。

顎を鍛えて、脳も元気にしていくように、ある程度の硬さを持った食べものをよく噛んで摂取することも考えて、日々の献立を立ててはいかがですか。

カギを握っているのは下顎！

噛み合わせの要《かなめ》である顎の仕組みについてお話しします。

上顎は頭蓋骨に固定されており、下顎は左右の耳の前にある関節部分で、咀嚼筋など複数の筋肉や靭帯などによって頭蓋骨からつり下がっています。これらの筋肉が収縮あるいは弛緩《しかん》することで、顎関節を中心にして下の顎が動きます。

先ほど「顎を上下左右に動かす」といいましたが、実際に動くのは下顎のみです。ですから、噛み合わせのカギは下顎が握っているといえます。

ところが、下顎は頭蓋骨からぶら下がっているという構造上、他の骨と違って動きやすいという特徴があります。

上下の歯の2ミリまでの左右のズレは「正常」と判断し、3ミリ以上を「偏位」と判断します。左右非対称の方は決して少なくありません。

また、転んだりケンカで殴られたりして下顎にダメージが加わると、顎の位置がズレてしまうことがあります。場合によっては、顎の骨や関節が折れてしまうこともあります。その結果、噛み合わせがズレてしまい、口が開かなくなったり、顔が大きく変形してしまうこともあります。

こうなってしまうと、よく噛むどころではありません。食事をとるのも一苦労です。また、噛み合わせが変わったことによって接触の強さが増した歯には、たとえば噛んだときの痛みや知覚過敏、歯の揺れや破折などさまざまな障害が生じるようになります。圧力の増した歯や歯槽骨が炎症を起こしたり、顎関節症の原因となることもあります。

さらに、歯周病や虫歯があると「顎骨骨髄炎《がっこつこつずいえん》」を引き起こして、下顎に大きなダメージを生じさせることがあります。

「骨髄炎」とは、通常は細菌類が骨の中（骨髄）に侵入し炎症を起こす骨の感染症です。口腔内の細菌に感染したことで起きた炎症が顎骨内の骨髄にまで波及し、顎の骨の組織が炎症を起こす疾患のことは、とくに「顎骨骨髄炎」といいます。

上顎と比べ下顎は厚い皮質骨に囲まれているため、骨髄炎になりやすい傾向があります。

原因は、首より上にできたがんに対する放射線治療の副作用（血行障害や骨髄機能障害）によることもありますが、もっとも多いのは歯周病菌や虫歯菌による感染です。

骨髄炎に移行してしまうと、なかなか治らない難治性となったり、完治するまでに数カ月以上の時間がかかる場合もあります。

顎骨骨髄炎になると、顎にしびれや痛みが生じたり、歯ぐきから膿が出たり、歯がグラグラしたりといった症状があらわれ、噛むことが難しくなります。食欲不振になることもしばしばです。

噛み合わせが悪いとパフォーマンスが下がる

さて、近年、悪い噛み合わせ、つまり下顎のズレは姿勢に影響を及ぼし、全身の不調につながることがわかってきています。

成人男性の場合、重さ4～6キロの頭と、頭から筋肉でぶら下がっている下顎は、首によって支えられています。このとき、下顎は揺れ動くことで、細い首の上で頭部のバランスをとっています。

たとえば、立っているときに体が傾くと、下顎がそれを察知して揺れ動くことで頭部のバランスが修正され、姿勢を保つことができます。つまり、**下顎はいわば姿勢制御のセンサー**であり、平衡《へいこう》感覚と平衡運動の機能に関係していることが、近年の研究で判明しました。ですから、下顎の位置が右あるいは左に少しでもズレると、姿勢も崩れてしまいます。

また、下顎がズレると頭部が安定しないため、首への負担が大きくなります。

さらに、首や腰など各部分を捻《ねじ》ることで全身のバランスをとろうとするようになるため、緊張を強《し》いられた筋肉にコリが生じたり、関節に負担がかかって痛みや運動障害の原因になったりします。噛み合わせが悪いままでいると、スポーツや仕事のパフォーマンスが下がるといわれています。

そして、最近の研究報告では、**噛み合わせの不具合が「脳」の活動にも影響している**といわれています。

こうした下顎のズレによる不調は、歯の詰めものがほんのちょっと高いだけ、たとえば100マイクロメートル（髪の毛1～2本分ぐらい）というごくわずかな噛み合わせの問題でも起こります。

このように、噛み合わせはとても重要です。東京歯科大学でも噛み合わせの実施訓練についっては、かなり厳しく指導しています。

歯医者さんで「噛み合わせはどうですか」と尋ねられたときに、もし少しでも違和感を覚えたら、遠慮なくそう告げてください。噛み合わせは絶対におろそかにできない調整作業だという認識を、患者さん自身も持つことが大切です。

噛み合わせを調整することで、肩こり、頭痛、体の左右のバランス（不均衡な姿勢）などが改善されたという臨床報告もあります。

噛み合わせはご本人にしかわからない繊細な感覚なので、歯科医とよく相談して納得のいくまで噛み合わせの調整を行い、ストレスなく食事を楽しんでください。噛み合わせが改善すると、仕事やスポーツのパフォーマンスもアップしてくるはずです。

お母ちゃんドクターのひとこと

頭の中はエアーバッグ構造って知っていました？

人間の頭の構造について、不思議に感じることがあります。私たちの頭の構造は、頭蓋骨を見ればわかる通り、顎の骨が動くようについています。ちょうど、耳の穴の前あたりに、顎の左右に1つずつに関節があります。そして上顎には空気が入る空間があります。

実際にその空間には空気が入っています。その理由の一つは、頭を守るためだと考えられますが、私たちの頭の上顎（鼻の横や上・頬骨の下）には空気がいっぱい入っていると想像してみてください。不思議じゃありませんか？

顔と頭の中に空気があることで頭を守るクッションとなっているのです。いってみると、エアーバッグを頭の中に入れているような感じで。本当に人間の体はよくできていると思いませんか？

中高年は「骨粗鬆症」と「顎関節症」に要注意！

顎は骨ですから、中高年のとくに女性は「骨粗鬆症」にも気をつけてください。骨粗鬆症になってしまうと、歯を支えている顎の骨が折れてしまうことがあります。

もし骨粗鬆症と診断されたら、治療をしっかり行うことが大切です。ただし、口腔環境の悪い人が骨粗鬆症の薬（骨吸収抑制剤）を飲むと、口内細菌が引き金となって先ほどの「顎骨骨髄炎」を発症する可能性があります。そこから「薬剤関連顎骨壊《え》死《し》」といって、顎の骨が腐る病気につながる場合もあります。

また、「顎関節症」も都内就労者では30～40代に多く見られます。顎関節症は、顎を動かす軸となる部分（関節）や咀嚼筋が機能変化を起こします。

顎関節症になると、顎のつけ根が痛んだり、引っかかって口を大きく開けられなくなったりして、噛んで食べることがゆううつになります。そのため、食事も柔らかい流動食のようなものになりがちです。

食事の喜びが奪われるだけでなく、そうして顎を使わないことで脳への血流が悪くなることが認知症の誘因になるのではないかとも懸念されています。だからこそ虫歯や歯周病があれば治療をし、歯のない部分に入れ歯をするなど、口腔環境を健全に保つことが重要です。口腔環境改善はお口のためだけでなく、全身に関わることです。

噛み合わせを含めて口腔環境を整え、なおかつ骨粗鬆症のチェックなど健康診断も定期的に行い、自分の体の状態を常にきちんと把握して、年齢に合わせたＱＯＬ（生活の質）を保つことができるようにしていきましょう。

Q&A 顎の骨の不思議ってなに？

顎の骨にはほかの骨には見られない特徴があります。

それは、歯が生えてくることです。

全身の骨の中でも、骨から骨が生えてくるものなどほかにありません。たとえば、脚の骨からもう１本脚が生えてきたら……怖いですよね！

では、歯はなぜ顎の骨に生えてくるのでしょう。

実はそのメカニズムはまだ解明されていません。さらには、なぜ歯の本数は決まっているのかや、親知らずは必要ないのになぜ生えてくるのかもわかっていません。

これらの事柄は未知の領域です。不思議な歯と顎の関係が解き明かされたら、口腔環境と健康の関係ももっと明らかになり、ＱＯＬ（生活の質）の向上に役立つかもしれませんね。

第2章

唾液は最高の健康薬

「ドライマウス」になっていませんか？

口腔《こうくう》機能の中でも、とりわけ全身の健康にさまざまな影響を与えるとして注目されているのが「唾液《だえき》」です。唾液中にはさまざまな成分が含まれており、その働きも多岐にわたっていることが次々と明らかになっています。

たとえば、唾液には、食べものを飲みこみやすくしたり、味覚や消化をサポートしたりする働きに加え、口腔環境を良好に保つ働きや免疫作用まであることがわかってきました。

唾液の量の少ない「ドライマウス」の状態になると、虫歯、歯周病、味覚障害などさまざまな病気が起こりやすくなり、心身の不調を招き、老化を促進させる要因となります。

また、最近の研究で、唾液には新型コロナウイルスの感染を妨ぐ効果もあることが報告されています。

唾液の持つ豊富な健康作用について、詳しく見ていきましょう。

図９　口内にある３つの大唾液腺　※各左右にある

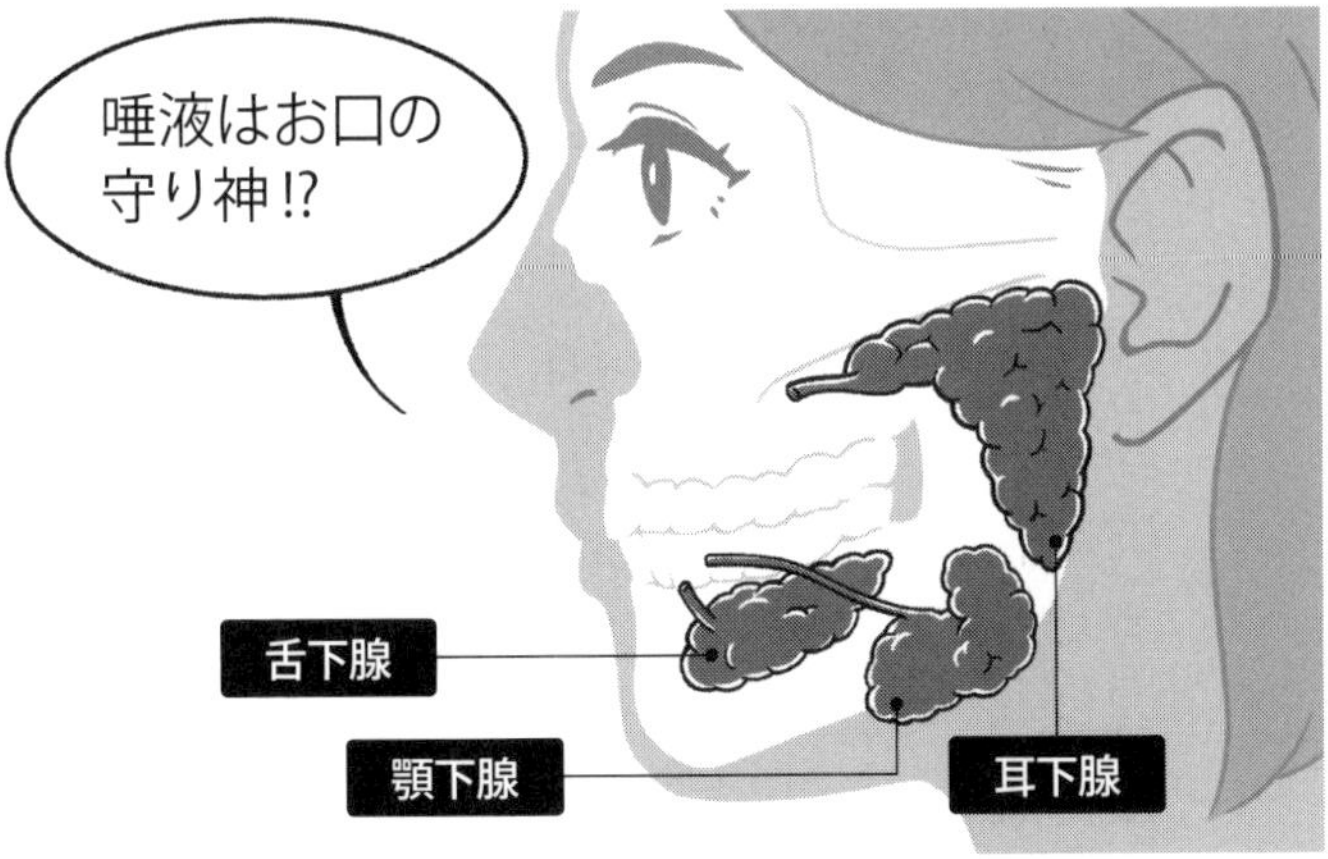

唾液の重要な役割

唾液は、口腔内にある３つの唾液腺（顎下腺《がっかせん》、耳下腺《じかせん》、舌下腺《ぜっかせん》）で、血液の血《けっ》漿《しょう》を材料につくられ、分泌されます。食事をしていないときにも唾液が出ていることは、すでにお話しした通りです。

唾液の約99・５％は水分で、残りの０・５％には無機質成分としてカリウム、ナトリウムなど、有機成分としてアミラーゼ、ムチンなどが含まれています。これらの成分と水分が総合的に働いて健康に欠かせない役割を果たしています。

まず、唾液が口腔内を潤《うるお》すことで、粘

膜組織の頬《ほお》や舌、喉《のど》は感染や損傷から守られ、同時に、舌や喉の動きは滑《なめ》らかになって、食事や会話がスムーズになります。これを「潤滑作用《じゅんかつ》」といいます。

舌の項でお話ししたように、「味」は舌の味蕾《みらい》で味物質をキャッチし脳で認知されますが、食べものからの味物質を溶かし、味蕾へと送り届けているのが唾液なのです。

このように、唾液は舌と協力して、「噛《か》む」「味わう」「飲みこむ」「話す」において重要な役割を果たしています。

唾液中には消化酵素も含まれています。消化は胃や腸の役目と思われがちですが、口も消化管の一部であり、その役割を中心的に担っているのが唾液です。

唾液に含まれるアミラーゼなどの消化酵素は、デンプンを分解して麦芽糖などに変えるなど消化をサポートしています。

お母ちゃんドクターのひとこと

お口の中では「唾液」でお団子づくり

私たちの口は唾液がないと食塊《しょっかい》がつくれずに、食べものを飲みむことができないメカニズムになっています。

前にもお話ししましたが、その仕組みを簡単に解説すると、私たちが食べものを口の中に入れると、噛み砕き、すり潰していきます。その後、舌が唾液を使って食べものを小さく丸めながら飲みこめるようにしているのです。

それを「食塊」と呼びますが、口の中では毎回団子のようなものをつくって、胃へと送っているのです。そのためにも、唾液がなくては食べものを丸めることができず、また唾液によって飲みこみやすくしているのです。

舌が唾液を使って丸いお団子をつくっているのをイメージしてみてください。そんな話を食事の時間に子どもたちにしていくと、とっても楽しい食卓になるような気がしませんか？

洗浄作用や緩衝作用も

唾液には口腔環境を整え、清潔に維持する働きもあります。まず、唾液がしっかり分泌され口腔内を満たすことで、食べもののカスや食事や呼吸によって侵入した有害な物質などが洗い流されます。これを「洗浄作用」や「自浄作用」と呼びます。**洗浄作用によって嫌なニオイの原因になる菌も洗い流されるため、口臭予防にもなります**。

また、唾液は、歯の表面に皮膜をつくることで歯を守っています。

一般に虫歯ができやすい人、できにくい人の体質における特徴として、唾液の量の違いがあります。つまり**唾液の少ない人は虫歯になりやすく、多い人はなりにくい**といえるのです。

虫歯の原因となる菌は、食事をするたびに炭水化物や砂糖などを原料として酸をつくり出します。その酸によって歯のエナメル質からリンやカルシウムが溶け出しますが（これを「脱灰《だっかい》」といいます）、唾液中のリンやカルシウムが脱灰した歯に供給されることで、歯の再形成（「再石灰化」といいます）が行われます。唾液の働きによって口腔内のバランスが保たれていれば初期虫歯は修復できるのです。

このように、**口腔環境を常に清潔に保ち、機能を健全に維持するには、唾液の存在が不可欠**なのです。

お母ちゃんドクターのひとこと

唾液は歯周病菌を抑える力になる！

皆さんは歯周病を大人の病気と思っていませんか？　実は、子どもでも歯周病になってしまいます。

子どもが歯を磨かないでいると、やがて歯肉炎になります。それが歯周病の始まりです。

日本人の子どもたちの口の中の環境はよくないという調査報告もあるように、日本は清潔というイメージがある一方で、子どもの頃から歯を清潔にする行為はシンクロしていないようです。

一般に、「歯ぐきが腫れている」＝歯周病の第一ステージとなります。将来のためにも、歯肉炎は子どもの頃に徹底的に治《なお》すことが大切です。

対策としていちばん効果的な方法は「歯磨き」なのです！

簡単なようですが、実はこれが意外に徹底していないのが現実です。子どもの頃から正しい歯磨きの習慣を身につけることこそ、将来の歯周病をはじめとした口腔関連の疾患《しっかん》にならない術なのです。

大人の場合、歯周病のサインは歯ぐきからの出血になりますが、大人になってから治療する場合と子どもの頃に治療するのでは、治療時間もコストも変わります。

やはり、早めの治療こそ、さまざまな疾患の予防にもつながるので、お母さん・お父さんの定期検診時に一緒に受けるなどして、家族みんなでキレイな口腔環境を維持してもらいたいと思います。

サラサラ唾液とネバネバ唾液

さて、ここまでひとくちに「唾液」としてお話ししてきましたが、唾液のしくみは実はとても複雑。ここでは簡単にご説明します。

まず、唾液は、出るタイミングによって2つに分類されます。食事をしたり、おいしそうなものを想像したり、ニオイをかいだりしているときに分泌される「刺激時唾液」と、それ以外のときに少しずつ出ている「安静時唾液」です。

そして、もう一つ、唾液の性質による分類です。皆さんもお聞きになったことがあると思いますが、唾液には「サラサラ唾液」と「ネバネバ唾液」の2種類があり、そのときの状況によって質が変わります。

たとえば、**家族との楽しい食事ではサラサラ唾液が、取引先と商談しながらのビジネスランチではネバネバ唾液が出ます。**要するに、同じ食事をしていても状況によってタイプの異なる唾液が出てくるのです。

これは、唾液分泌が「自律神経」によってコントロールされているためです。

自律神経とは、私たちの意思に関係なく呼吸や心拍、血圧、体温など生命を維持するのに必要な機能を調整している神経で、「交感神経」と「副交感神経」の2つに分かれています。

ざっくりいえば、昼間活動しているときは交感神経が、夜や休憩時など体を休めているときは副交感神経がそれぞれ優位になります。

多くの臓器は交感神経と副交感神経の支配を受けており、2つの神経が必要に応じてスムーズに切り替わることで、心身のバランスが保たれるのです。

たとえば、朝起きて交感神経が優位になってくると呼吸は次第に浅く速くなり、心拍数は増え、血圧が上昇し、心と体は活動モードになります。交感神経は「闘争の神経」とも呼ばれており、極端な例ですが、森で熊と遭遇するなど大きなストレスがかかったときは、自動的に「闘争の神経」のスイッチが入ります。

これは、危険から身を守るための防御反応です。熊が襲いかかってきたら、闘うか逃げるかしなくてはいけませんが、どちらにしても体は瞬時に動けなくてはなりません。そのため、交感神経を優位にして「戦闘モード」に入るのです。

もう一方の副交感神経が優位になると、心拍数は次第に減って血圧も下がり、呼吸もゆったりと深くなって、心身はリラックスモードになります。このとき出るのは、尿や涙などサラサラした体液です。ゆっくりトイレに行ったり、感動して泣いたりするのはリラックスモードだからできることです。

また、副交感神経がオンになると、サラサラ唾液が出やすくなります。家族や友人とおしゃべりを楽しみながらゆったりとした気持ちでいると、自然と食も進みます。

消化酵素をたっぷり含んだサラサラ唾液が出てくることで、消化や嚥下《えんげ》がよくなりますし、舌が滑らかになることで会話もスムーズになるのです。

このように、**唾液は緊張して交感神経が優位なときは少なく、リラックス状態、つまり副交感神経が優位なときにサラサラ唾液が分泌されやすい特徴**があります。

唾液の健康効果の多くはサラサラ唾液によるものですが、ネバネバ唾液にも、粘膜が傷つくのを防いだり、粘膜の保湿をしたり、細菌を絡めとって体内への侵入を防いだりする大切な役割があります。したがって、2種類の唾液がバランスよく口腔内に分泌されていることが重要となります。

ところが、ストレス社会といわれる現代では、常に緊張状態にあり、ネバネバ唾液が出やすい状況です。

たとえば、大事なプレゼンや発表会など人前に立つシーンでは、緊張して口がカラカラに乾くという人がいます。これは、熊と遭遇したときと同じモードになっているということであり、心身にとって大変な負担です。

日常でもイライラしているときや疲れているとき、また、不規則な生活や睡眠不足が続くとネバネバ唾液になり、新型コロナやインフルエンザ対策としてのマスク着用で口呼吸になった方は、さらに口が渇いてネバつきやすい状態といえます。

そして口が渇くと、口内の常在菌やバクテリアなどが増殖しやすくなるため、その結果として、歯にプラークが付着しやすくなり、虫歯や歯周病のできやすい環境になってしまうのです。

プラークのできた状態のままにしておくと、「歯石」ができます。歯石は、歯に付着したプラークが唾液に含まれるカルシウムやリン酸などと反応して石灰化し、石のように硬くなって歯の表面にくっついたものです。

歯石は、プラークのように歯周病や虫歯の直接の原因になるわけではありませんが、歯石の表面はデコボコしているのでプラークが付着しやすい状態です。そのため、放っておくと歯石の上にプラークが付着して細菌がどんどん増殖し、虫歯や歯周病など口の中の環境を低下させる原因になります。

また、「唾石《だせき》」といって石灰質の石が唾液腺やその排泄管に沈着することがあります。「唾石」はとくに顎下腺にできやすく、食事をするとその部分に痛みが生じます。

「唾石」の成因は不明な点が多いのですが、ネバネバした唾液も関与すると考えられています。

その結果、さらに食事がしにくくなり、それがストレスになって、さらにネバネバ唾液が出るという悪循環に陥《おちい》ることもあります。

近年、唾液量が少なく口内がネバネバして喉が渇きやすい「ドライマウス」の人が増えていますが、それだけ多くの人がストレス過多の緊張状態にある証拠といえそうです。

今を生きる私たちが心身のバランスを保つには、サラサラ唾液の出る状況になるようストレスを溜めず、できる限りリラックスして過ごすことが大切になってきます。

お母ちゃんドクターのひとこと

唾液にも弱点が？

今までいいことずくめの唾液について書いてきましたが、唾液が石をつくる話をしておきます。

体にできる石は唾液がもたらす不必要なものです。もちろん唾液がサラサラ流れていれば、そのようなことは起こりにくいですが、体や心はすべてが思い通りになるものではありません。

さまざまな条件によって、唾液が石灰質の石をつくり出すのですが、その石のことを「唾石」と呼びます。

「唾石」がつくられる場所は、唾液の出る唾液腺やそこから唾液を出す管。「唾石」ができると、その部分に痛みを生じます。まるで詰まった排水管の状態だとイメージしてください。

「唾石」ができる条件はさまざまですが、唾液がサラサラ流れていれば起こりにくいということは、ストレスや睡眠不足、不規則な生活、偏った食事、アルコール摂取……などのことがらが重なり、そこに体質や体調変化が影響すると考えられます。

「唾石」をつくり出さないためにも、サラサラ成分の唾液になるよう、健康維持のための活動、生活習慣を心がけるようにしましょうね。

朝一番の「唾液」で自分の健康状態がわかる

ここで唾液の状態について健康豆知識。

朝一番の唾液はネバネバしていたり、白っぽかったり、あるいは痰《たん》が絡んでいたりする経験はありませんか？

実は、朝一番の唾液には、自分の健康状態が投影されているといえるのです。眠っている間に、口を開けて寝てしまうなどすると、口内が乾燥し細菌が増殖してしまいます。

さらに乾燥は喉にダメージを与え、風邪やインフルエンザ、扁桃腺《へんとうせん》の炎症を引き起こす原因となります。口をどうしても開けてしまう鼻炎の方や、いびきをかかれる方、またお酒を多めに飲まれた方などは要注意です。

また、口が乾燥していない場合でも、朝一番の唾液のネバネバ度は、体調によっても変化します。

十分な睡眠や休養・栄養がとれ、体調に問題がない場合は、ネバネバ度も下がります。体調が悪いとネバネバ度も上がるので、自身の体調管理の目安になるはずです。

いつもお口が潤《うるお》っているように日々の健康管理に心がけてもらいたいと思います。

「唾液力」の高い人になる!

唾液は、顎下腺、耳下腺、舌下腺という大きな唾液腺から主に分泌されますが、頬や唇、舌にある小さな唾液腺からも分泌されています。

唾液を増やすには、耳下腺や顎下腺、舌下腺をマッサージするのが有効となりますが、唾液腺のマッサージの仕方は第5章でご説明します。

なんでも個人差があるように、唾液の分泌量も多い人と少ない人とがいます。日頃から「口の中がネバつきやすい」とか「口の中が渇きやすい」などと感じている人は、とくに意識して唾液腺のマッサージをすることをおすすめします。

唾液分泌の多い人は、それだけ唾液の健康効果を得られやすく「唾液力」の高い人だといえます。**唾液力が高い方は、免疫力も高く、腸内の消化力も高く、体の中の体液循環がうまくいっている**と考えられます。

何より唾液があるからこそ、食べものをおいしく感じ、会話もスムーズになって、楽しくおしゃべりをしながら食事ができます。それだけでよい気分転換になり、元気になります。

ストレスが減れば、それだけサラサラ唾液が出やすい体になるということです。

なお、唾液や涙の分泌に障害が起こる「シェーグレン症候群」という自己免疫疾患があるのをご存じでしょうか。

患者さんの9割以上が女性という特徴があります。50歳くらいの女性で「最近、ドライマウスやドライアイがひどくなってきた」と感じる方は、一度かかりつけの医師に相談してみるとよいでしょう。

ここまで、歯、歯ぐき、舌、顎、唾液と、口腔を構成するそれぞれのパーツについて見てきましたが、「噛む」という運動は、これらすべてのパーツの総合力で行われます。どれか1つが欠けてもダメなのです。

口腔ケアをしっかり行って噛む力を維持しましょう。それがこれからの人生の健康と幸せを守ることにつながるはずです。

お母ちゃんドクターのひとこと

唾液の出る人、出にくい人

唾液が出にくい人は、虫歯になりやすい？

唾液の質がいい人は、虫歯ができない？

世の中、個人差は人体の世界でも多々あります。一般的に……という言葉が通用しないケースは常にあるという意識で、医師は患者の方々と相対していくことが大切だと考えます。

唾液についても、個人差がかなりあります。唾液が多く出る人、少ない人、あるいはサラサラした唾液、ネバネバした唾液……。その時々の条件で唾液の質は変わってきますが、まさに唾液はその瞬間の健康状態をあらわすバロメーターといえる存在です。

喉が渇いているときは、ネバネバした唾液になり、疲れたときやストレスを感じているときにはカラカラした渇いた状態になります。

人間の体は正直なもので、体の調子や感情の状態に反応し、唾液に体や心の情報が集まるという仕組みになっています。

また、唾液は歯周病を抑制することがわかっていますが、一方でカルシウムと合体しやすく、菌のかたまりである歯石になってしまいます。

また、唾液の力というと、お口のニオイの原因を洗い流す力も持っています。口臭剤を使う以前に、唾液が出やすい体にしておくことが、健康の1丁目1番地です。そのためにも健康であることが、いい唾液・サラサラ唾液を生み出す条件になります。

いい唾液が出ることで、口の中は常に洗い流されて清潔な状態に保たれます。そうなると雑菌や虫歯菌なども繁殖しにくいため、健康な口腔環境を維持できることになります。

唾液は出て困るものではありません。いつも口の中が潤っていると感じることができれば、それは健康な状態だという証《あかし》です。

また、唾液は体の調子をあらわすバロメーターといいましたが、唾液には体の中の悪玉を排出する力も備わっています。

もし血液の血漿中に重金属が含まれていたとしたら、その重金属は唾液から排出されます。薬物なども同様に、唾液から体に不必要な薬剤を排出していきます。つまり、唾液には体の循環液としての役割があるということです。

ウイルスも唾液から排出される仕組みになっているので、唾液を使ったさまざまなバイオマーカー（診断チェック）が医療現場では活用されています。

唾液には体の健康状態の情報が詰まっていると考えてもいいかもしれません。それを私は「唾液力」と呼びたいと思っています。この唾液力が高い方は、免疫力が高く、腸内の消化力も高く、体の中の液体循環がうまくいっていると考えられます。

唾液があるからこそ、食べものがおいしく感じ、会話もスムーズになって、ストレスも溜めない……ともかく唾液をたくさん流すことはいいことなのです！

唾液力アップで健康に！　それは私の願いでもあります。

お母ちゃんドクターのひとこと

唾液検査で夫婦仲は一目瞭然！

夫婦それぞれの唾液を遺伝子解析すると、実は同じ結果が出てくることがあります。その理由は、夫婦が日常的にキスをしている裏づけでもあり、継続的に唾液が混じり合っていくことで、唾液は同じ遺伝子を持つようになるためです。

夫婦間だけでなく、子どもに親がキスをすると、親子の唾液もまた同じ遺伝子を持つようになっていきます。つまり、仲のよい夫婦や親子は同じ唾液になっていく傾向が強いといえます。

私たちは、一日24時間の間に、唾液をおよそ1〜1・5リットル出しながら、その唾液を飲みこんでいます。飲みこんだ唾液の中には、雑菌や細菌なども混じっていますが、胃の中はpH1〜2の強酸性状態にあるので、唾液の細菌はほぼ殺菌されていきます。

しかし、細菌類の中には胃の中で死滅せずに、大腸まで唾液と一緒に流れていくものがあります。そうなると、唾液の細菌が腸内に棲みつくことになってしまいます。つまり、夫婦や親子は同じ腸内環境をつくり出す細菌類を持つことになるわけです。

ということは、仲が悪い夫婦の場合、それぞれが異なる腸内環境を持っていることになったり、あるいは、ご主人が夜遊びする方の場合は、お相手の方と同じ腸内環境になっていることもあります。つまり、唾液の遺伝子解析で夫婦仲や恋人との仲よしチェックができるということなのです。

問題になるのは、ペットとの口移しです。ペットとの口移しをやっていると、ペットの唾液にいる細菌を飼い主が持つことになってしまいます。

可愛いからといって、食べものの口移しなどでペットと唾液を交わすことは極力控えることが大切です。

第3章

認知症を遠ざける秘策

口と脳にも深い関係

口と腸とは消化管という1本のルートです。物理的につながっていますが、機能的にはさほど関係はないと考えられていました。

しかし、日本の大学の研究を皮切りに、口腔《こうくう》と腸とは機能的にも深く影響し合っていることが次々と明らかになっています。

また、最近の研究によって、口と脳に関係のあることもわかってきました。その研究の結果は、「脳腸相関」といって、脳と腸も神経を介してお互いに影響を及ぼし合っているというのです。

これらを考え合わせると、口腔環境を整えることは、「第1の脳」である中枢《ちゅうすう》と「第2の脳」といわれる腸にもよい影響を与え、それが全身の健康維持・改善、さらには老化予防につながっていくことになるのです。

そこで、この章では、最近わかってきた脳の機能と口腔との関係についてお話しします。

避けられない脳の萎縮

脳には多様な機能があります。そのうち、私たちがさまざまなことを考えたり、仕事をしたり、運動をしたり、人と会話をしたり、食事をしたりしているのは、運動機能のみならず「認知機能」の働きによるものです。ですから認知機能が衰《おとろ》えると、日常生活にさまざまな影響があらわれます。

ところが、ある程度の年を重ねると誰しも認知機能は衰えてきます。これは若い頃に比べて脳が変化してくるためです。

加齢による脳の変化としてもっとも顕著なのは、神経細胞が死滅して減少することによって起こる「萎縮《いしゅく》」です。

個人差はあるものの、脳は30代くらいから少しずつ萎縮がはじまり、65歳くらいになると肉眼的にも萎縮のあることがはっきりしてきます。

脳の萎縮は、記憶や認識、判断といった認知機能を司《つかさど》る前頭葉、側頭葉や海馬にも起こるとされます。たとえば年を重ねると、誰しも「最近、もの忘れが増えたかな」

と感じることがあります。これは加齢による脳の老化が原因であり、誰にでも起こる自然な現象です。

加齢とともに記憶力が衰え、60歳を過ぎるとそれに加えて判断力や適応力も衰え、もの忘れが増えてくるといわれてきました。

しかし、最近の研究では、記憶力と年齢には相関関係がないことがわかりました。マウスでは脳が若返る研究も出ました。「トシのせい」にするのはやめにして、生き生きと輝いて過ごしましょう！

5人に1人は認知症になる

しかし、通常よりも認知機能の低下が著《いちじる》しく、日常生活に問題が生じるようになり、その状態が6カ月以上続くと「認知症」の可能性があります。

認知症はいろいろな原因によって脳の神経細胞が壊れてしまうことで、記憶力や判断力などに障害が生じ、対人関係や社会生活に支障をきたしている状態です。

認知症になると、早い段階から記憶の障害が起こります。加齢が原因のいわゆる

「もの忘れ」と異なるのは、認知症の場合、食事をしたことを覚えていない、友だちとの約束を覚えていないなど、自分が体験したことを丸ごと忘れてしまい、しかも忘れていることの自覚がないという点です。

さらに、日付や場所、人のことがわからなくなり、近所でも道に迷ってしまう（見当識障害）、頭が混乱して段どりよく行動できなくなる（実行機能障害）などの症状もあらわれてきます。

そして、このような認知機能の低下に加え、不安・抑うつ・イライラといった精神症状や徘徊《はいかい》など行動の障害も徐々に出てきます。次第に生活が制限されるようになり、多くの場合、介護が必要となって、自分の思い描くような人生を送ることは難しくなります。

現在、介護が必要になった原因の1位は認知症です。厚生労働省の高齢者白書によると、2025年には約700万人、65歳以上の5人に1人は認知症になると見込まれています。

「認知症」は病名ではなく、認知機能の低下によって社会生活に支障をきたした状態をいいます。

代表的なものに次の4つがあります。

＊アルツハイマー型認知症……脳内に溜まった異常なたんぱく質により神経細胞が破壊されて起こります。これはのちほど詳しくご説明します。

＊血管性認知症……脳梗塞《のうこうそく》や脳出血など、いわゆる脳卒中が起こるたびに進行する認知症。生活習慣病が主原因。

＊レビー小体型認知症……神経細胞内にできたレビー小体というたんぱく質などのかたまりが神経細胞を傷つけて壊してしまいます。幻視、幻聴があらわれたりします。

＊前頭側頭型認知症……神経変性による認知症の一つで、脳の前頭葉や側頭葉に萎縮が見られることが特徴。他の認知症に比べ、人格変化や行動障害（万引きなど）などの特徴的な症状を示す。50～60代と比較的若く、働き盛りの年代で発症することが多い。

２０１９年の厚生労働省の発表によると、このうちもっとも多いのがアルツハイマー型認知症で全体の約70％をしめています。

認知症は進行性の病気ですから、可能な限り初期の段階で気づき、早期に治療を開始することが大切です。ＭＣＩ（軽度認知障害）の段階で適切な対策を行えば、認知症の発症を防いだり遅らせたり、あるいは健常の状態つまり通常の加齢性変化に戻っていく可能性のあることがわかっています。

「よく噛む」と脳内の血流が増加

「以前よりももの忘れが増えている」

「もの忘れの程度がほかの同年齢の人に比べてやや強い」

このように感じたら、「もういい年だから」などと放置しないで、念のため専門医を受診することをおすすめします。また、２番目に多い脳血管性認知症は脳梗塞や脳出血が原因ですし、そのほかの認知症の原因となる病気の中には適切な治療を受けることで認知症も治《なお》る可能性のある精神疾患《しっかん》や脳外科疾患、内科疾患が含まれています。

そうした原因となる病気を見逃さないようにすることも非常に重要です。

現在のところ、認知症を根治させる薬はありません。2023年にエーザイとバイオジェンにより日本でも承認されたと発表された「レカネマブ」も進行を抑制する効果を期待されていますが、根治するものではありません。

また、脳浮腫《のうふしゅ》、脳出血などの副作用もあることを考えると、認知症対策としては早期発見・早期対応によって早い段階で抑えこむことが大切です。

したがって、晩年をより充実させて楽しく生きるには、認知症の発症や進行をいかに抑えるか、つまり「予防」することがとても重要だといえるのです。

4大認知症を含め高齢者の認知機能の衰えを確実に予防できる方法は、残念ながら今のところはまだ見つかっていません。しかし、生活習慣の改善によって認知機能の老化を防いだり、認知症の発症を遅らせたりすることは可能だとされています。

実際に、加齢性変化であっても認知症であっても、脳機能の衰えるスピードには個人差があります。脳の萎縮による影響はとくに認知機能の低下にあらわれるといいましたが、最新の研究によって、**脳を活発に使っている人は、認知機能の低下が少ない**ことがわかっています。

図10　よく噛んで食べて脳を若返らせる

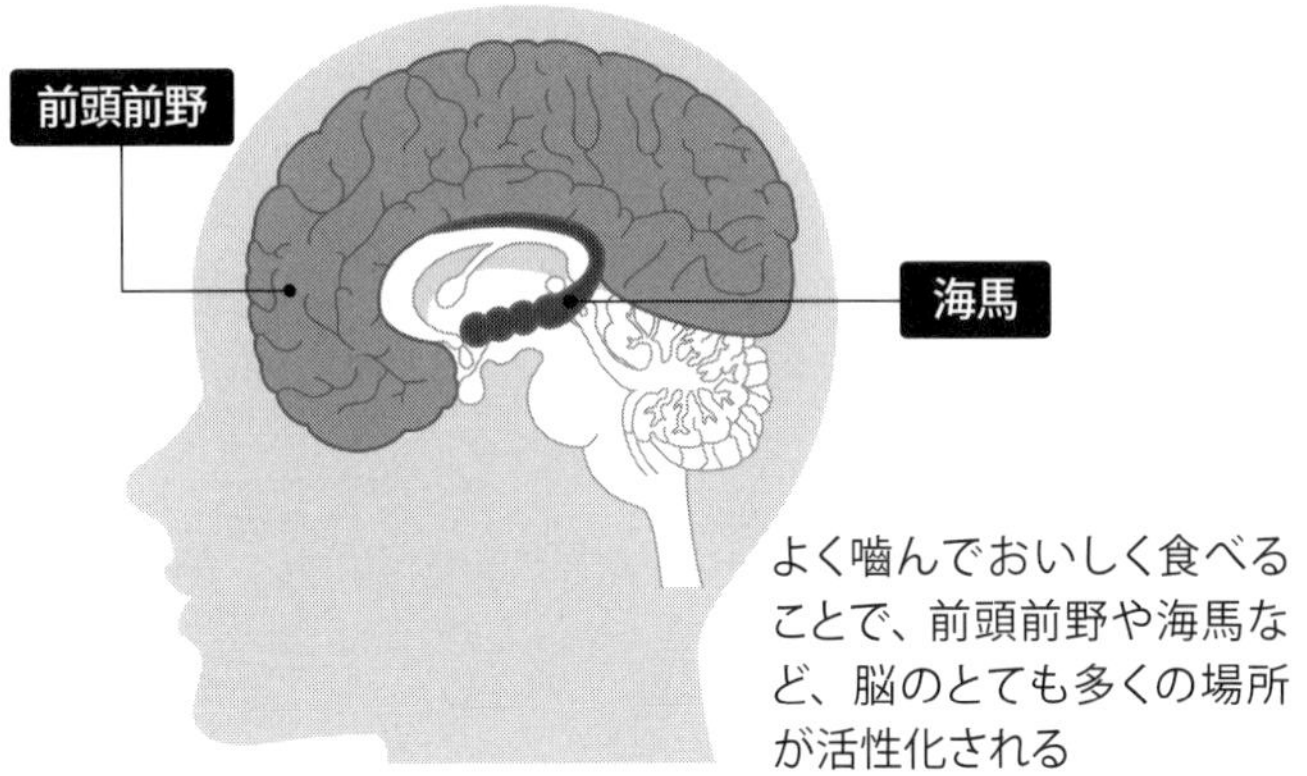
前頭前野
海馬
よく噛んでおいしく食べることで、前頭前野や海馬など、脳のとても多くの場所が活性化される

　このことから、脳の老化そのものを止めることはできないものの、脳は使えば使うほど神経細胞同士の連携がよくなることで、機能低下を防ぐことができると考えられています。

　つまり、脳を活性化することで、認知機能の衰えを緩《ゆる》やかにすることができるということです。

　そして、近年の研究によって、**咀嚼《そしゃく》、つまり「よく噛《か》むこと」が脳を活性化させる**ことがわかってきています。

　そのメカニズムをご説明しましょう。

　噛むときには、咀嚼筋以外に舌や口蓋、咽頭《いんとう》など多くの筋肉が共同して働くため、脳内ではたくさんの神経が関与する複雑な神経回路を経て処理されます。食べものを噛むときは、これら神経回路をフル活用しているのです。

噛むために使う筋肉は、こうした神経を通じて脳からの指令で動きますが、神経は、咀嚼で得られた感覚情報などを脳へと送り返すという働きもしています。

そうして、咀嚼をすることで口での刺激や情報が脳へと伝わると、感覚のみならず、物理的な刺激によっても脳内の血流が増加します。血流が増加すると神経細胞の代謝は活発になり、脳内の血管が拡張され、脳の隅々まで酸素や栄養が行きわたり、これらが脳の活発な活動を支え、その結果として、記憶力、集中力などが高まることが多くの研究によって解明されました。

Q&A 子どもの脳とお口は一緒に成長する!?

赤ちゃんが生まれたとき、脳の神経細胞はすでに大人並みにありますが、まだ未熟です。成長にともない、脳内に神経細胞と神経細胞のつながり（シナプス）ができ、成熟していきます。

脳の成熟は、3歳くらいまでの間に急ピッチで進み、20代までに完成していくといわれています。

生まれてすぐの赤ちゃんは手や唇《くちびる》がもっとも敏感な場所です。この頃は、一生懸命おっぱいを飲んでいますね。まだ歯は生えておらず、お母さんを傷つけることはありません。

乳歯は離乳食がはじまる生後6〜9ヵ月頃に生えはじめ、2歳半から3歳にかけて生えそろいます。

子どもの脳と噛む機能は、ともに仲よく成長していくようです。ということは、この頃、丸飲みやながら食べではなく、よく噛み噛みしておいしく食べることが脳の発達によさそうですね。

「アルツハイマー型認知症」の人は歯が悪いという事実！

アルツハイマー型認知症の予防につながる生活習慣の1つとして、口腔ケアがにわかに脚光を浴びています。

認知症の人におおむね共通しているのは、「歯が悪い」という点です。これは逆にいうと、**「歯を守る」ことは、認知症予防につながる**ということなのです。

これまでにも歯を多く失っている人ほどアルツハイマー病の発症リスクが増加することは、動物実験や疫学調査によって知られていました。

そこから「歯を失うことと認知症の因果関係について」の研究が進められ、最近になってそのメカニズムがわかってきました。

歯の歯根膜《しこんまく》と歯髄《しずい》は、脳幹から出ている大きな神経の一つである三叉《さんさ》神経に直接つながっていて、咀嚼に必要な情報をやりとりしています。

臼歯《きゅうし》（奥歯）を抜いたマウスを使った実験では、歯を失うことで歯根膜からの情報を受ける脳幹の神経細胞が死滅し、細胞内のアミロイドβが放出されているのが見られたそうです。

そして、2023年、東京歯科大学と量子医科学研究所などの共同研究チームが、脳内にアミロイドβが溜まりはじめる60歳以上の人が歯を失うと、アルツハイマー病を引き起こす要因になるとの結果を発表しました。

これまでマウスによる実験では実証されていましたが、生きているヒトにおける病態が証明されたことになり、世界的に注目を集めています。

つまり、**60歳以上の方が歯を失うと、脳内で細胞死が起こり、認知症になるリスクが高まることが示唆された**のです。

60歳以上の方！　歯を失うことはアルツハイマー病のリスクを伴うことをぜひ覚えておいてください。

口腔ケアで健やかな脳を！

ここまで見てきたように、口腔環境は、脳の認知機能に大きく関わっています。

世界的に権威のある医学雑誌「ランセット」2024年版には認知症の14のリスク

要因として、高血圧や肥満、喫煙などが発表されました。

脳と口腔医学の研究をしている私たちのグループは、いずれそこに15番目の要因として口腔環境も加わるのではないかと考えています。

実際に、口腔環境が改善されると認知機能もよくなったというデータも出ており、厚生労働省では「新オレンジプラン」というプロジェクトで認知症の発症予防に向けて口腔機能の管理を推進しています。

普段から歯磨きを丁寧にして口腔ケアをきちんと行い、口腔環境をよくしてしっかりと噛むことは、いわゆる老人ボケや認知症を防いで、いつまでも健《すこ》やかな脳を維持することにつながっていくのです。

お母ちゃんドクターのひとこと

今すぐできる0円健康法！

噛む行為は体によいことが数多く報告されています。

脳の血流がよくなり、脳の働きが活性化すると聞いたことがある方も多いでしょう。
その報告通りで、頭蓋骨の上の部分が「脳」で、下の部分が「口」に当たりますが、顎を通じて「口」の振動や刺激は「脳」に直接伝わります。また、噛むことで血流がよくなるので、自ずと脳への血流もよくなります。ですから、皆さんも食事の際は、よく噛むことで自分の脳へ血液がたくさん流れていると思って、しっかり噛んでもらいたいと思います。

実は、「噛む」研究では脳の血流改善以外の報告もされ、注目を浴びています。「よく噛んでゆっくり食べると、満腹サインが早く出る！」というものです。

実際に早食いのときと比べ、ゆっくり噛んで食事をすると、満腹サインが早く出ることが確認されています。その結果、食事の量を自らがコントロールするようになるので、肥満を未然に防ぐことになるのです。

また、「噛む」効果として、ストレス物質の増加を抑えるとともに、精神を安定させるセロトニンの分泌が増えることもわかっています。その結果、ストレスを解消することも近年の研究で明らかになりました。

食事のときは、よく噛んで、脳を活性化し、肥満を抑え、ストレスも解消す……る！　０円でできる健康法だとは思いませんか？

おいしさを感じる力が脳を元気に！　幸せに！

口腔機能が一方的に脳に刺激を与えているわけではありません。

そもそも噛むという行為は、脳からの指令があってできることです。また第1章でお話ししたように、たとえば、ストレスがかかると自律神経のバランスが乱れて交感神経がオンになり、お口の守り神である唾液が出にくくなって口内が渇き、悪玉菌が繁殖しやすくなります。

よく噛むことで脳が刺激されると口内環境はよくなり、逆に、ストレスによって脳がダメージを受けると口内環境は悪くなる。このように、口腔機能と脳とはお互いに影響を与え合う相関関係にあるのです。

私は、そのことを利用した脳トレを考えました。

それは、**「味覚力を鍛え、おいしいものを食べる」脳トレ**です。

ここであなたに質問です。

おいしいものを食べたとき、あなたは「あ～幸せ！」と感じませんか。

私たちが幸せを感じるとき、脳内にはセロトニンやエンドルフィンなどの神経伝達物質が分泌されています。

これらの脳内物質が、私たちに幸せを感じさせてくれるのです。

それでは、おいしいものを食べているとき、どうしてこれらの脳内物質が出てくるのでしょう。実は、これらの物質は「食べる」という行為とも深い関係があるといわれています。

「おいしいもの」を食べて脳トレを！　でも30回は噛んでね！

それでは、肝心の「おいしさ」はどのように感じるのでしょう。「味」自体を感じるメカニズムについては、第1章でお話しした通りです。舌の味蕾《みらい》で味物質をキャッチし、その情報が脳へと送られて「味」を感じます。

実は、このとき感じているのは味覚だけではありません。香り（嗅覚）や、目で見た色彩や形（視覚）、口にしたときの食感としてのテクスチュアー（触覚）、冷たい・温かい・熱いといった温度感覚などが生じています。

また、食物に直結した感覚要素だけでなく、食事をするときの気分や体調などの内部環境、食事をする場所の快適さなど外部環境も大きな要因となります。さらに、それまでに重ねてきた食経験や出身地域・家庭の味つけ（記憶）なども加味されます。

これらの情報がすべて脳で統合され分析された結果、「快」と判断されると、私たちは「おいしい」と感じます。

このように、「味覚」の発現から「おいしさ」へとつながるわけですが、その過程で脳はたくさんの刺激を受けて活発に働き、幸せホルモンを盛んに分泌します。その結果、私たちは幸福感・満足感に満たされるのです。

つまり、おいしいものを食べることで得られる幸福感は味覚からはじまっているのです。ということは、「味覚力」を鍛えれば、それだけおいしいと感じるものが増え、幸せも増えることになります。

Q&A 五味から考える「幸せ」ってなんだろう？

味蕾の中の味覚細胞の成長は幼少期からはじまります。小さな子どものうちは、酸は腐敗の、苦味は有毒な物質のそれぞれ危険信号として認識され、これらを「不快」な味として感じ、吐き出すことで身を守ろうとします。

しかし、成長するにつれて、「この味は安全」と学習を繰り返し食べられるようになっていきます。たとえば、子どもの頃にはまずいと感じていた苦味の強いコーヒーやお茶、あるいはビールなどを、大人になってから好んで摂取するようになったという経験をお持ちの方もたくさんいらっしゃると思います。

そして、体が成長するに伴って味覚細胞の成熟期に入ります。ここから味覚の幅を広げる能力がどんどん膨《ふく》らんでいきます。

食べず嫌いや先入観を捨て、さまざまな味への挑戦を重ねていけばいくほど「味覚力」は鍛えられ、それだけおいしいと感じるものに出合える機会が増えることになります。

先ほどもいいましたが、おいしさを感じる要素に、自分の育った地域や家庭の味があります。しかし、少し目を転じれば、日本にはさまざまな郷土料理がありますし、中華、イタリアン、フレンチ、アジアンと世界各地で生まれた味も多様です。つまり、味の世界は無限に広がっています。自分が育った家庭の味から飛び出して、さまざまな味のバリエーションを体験していくことは、「味覚力」を鍛え、「おいしさ」を理解する力を養っていくことにつながるのです。

近年、「何を食べてもおいしくない」「味がわからない」と味覚の異常を訴えて医療機関を受診する高齢者が増えているそうです。味細胞《みさいぼう》がうまく再生されなくなったり、働きが悪くなったりすることで起こる「味覚障害」の人もいますが、味覚検査をしても異常のないケースも少なくないとのこと。その場合、睡眠不足やストレスも考えられますが、ドライマウスや舌の表面に付着する厚い舌苔《ぜったい》などの影響によって味物質が味細胞まで届かなくなることで、味を感じにくくなっている可能性もあります。やはり、食べておいしいと感じ満足感を得るにも、口腔ケアが大事です。

おいしいものを食べたときの幸福感・満足感は、「幸せな恋愛」をしているときの状態と、とてもよく似ているといわれます。おいしいものを食べることは、いつまでも若々しい気持ちでいられることにつながるアンチエイジング効果もあるかもしれません。

「おいしく食べられること」それは、私たちに若さと幸せをもたらす魔法の力といえそうです。


第3章のおさらいをすると、「第1の脳」である脳そのものの中枢と「第2の脳」である腸とがあるからこそ、私たちは人として機能し存在することができます。

そして、「第1の脳」と「第2の脳」とを下支えしているのが「口腔機能」です。

つまり、口腔環境を整えることとは、全身のコンディションを整えることにつながり、心身の健康を保ちながら快適に生きていくために必要不可欠なことといえるのです。

第4章

誤嚥予防、病気予防のために

「治療の前に口腔ケア」が医療界の常識になりつつある

これまでお話ししてきたように、口の中の状態が悪いと、免疫力は下がり、歯周病菌によって体のあちこちに炎症が起こります。**劣悪な口腔《こうくう》環境は、全身のさまざまな疾患《しっかん》を招いたり増悪《ぞうあく》させたりする**ことが、医学界でも常識になっています。

逆にいえば、それは、口腔ケアをしっかり行い口腔環境を良好に保つことで、避けられたり進行を遅らせたるすることのできる病《やまい》があることを意味します。

この章では、口腔環境との関連がわかっている疾患についてお話ししますので、ぜひ皆さんも病気の予防や改善に役立ててください。

米国では以前から、抗がん剤治療を受ける患者さんにあらかじめ歯科医院で口腔ケアを受けてもらい、治療による合併症を予防することが一般的となっています。

抗がん剤は、がん細胞だけでなく正常な細胞に対しても細胞の分裂や増殖を抑制するという副作用があります。全身の細胞の中でもとくに影響を受けやすいのは、免疫を担当する消化管や口腔の粘膜細胞、さらには免疫細胞をつくっている骨髄《こつずい》の細胞です。

また、抗がん剤の治療中には副作用によって、さまざまな口腔のトラブルが起こりますが、代表的な口腔内合併症が「口内炎《こうないえん》」です。抗がん剤治療から口内炎になった人の一部は口内炎が重症化して、抗がん剤の治療薬の減量や治療スケジュールの変更など、がん治療そのものに影響を受けているという報告もあります。

免疫に影響するのは薬剤だけではありません。外科手術による治療でも、術後は一時的に免疫力が下がります。実際にも、歯周病のある患者さんの口腔ケアをしないまま外科手術を行ったことで、手術後に歯周病菌から肺炎になってしまったというケースもあります。

また、顎《あご》の項でもふれましたが、舌がんや咽頭《いんとう》がんなどに対する放射線治療によって顎骨《がっこつ》の壊死《えし》（骨が腐る）が起こることがあります。しかも、放射線治療が終了してから何年経っても顎骨壊死の危険性はほとんど変わらないとされます。

そのため、抜歯《ばっし》をしなくてすむよう、放射線治療が終わったあとも定期的に歯科で口のチェックを受け続ける必要があります。

すでになにかしら病気の治療を受けている方は、なおさら毎日の歯磨きをきちんと行い、定期的に歯科医院で検診を受けることが重要になってきます。口腔ケアの習慣が、全身の疾患の予防・改善に通じることをぜひ覚えておいてください。

Q&A 顎の関節リウマチは歯科医が発見することもある？

歯科医院では治療の前にX線検査を行うことがあります。撮影法にはさまざまありますが、代表的なものに顔の周囲をぐるりとまわりながら歯と顎の全体とを撮影する「パノラマX線撮影法」があります。

パノラマX線撮影法で撮影すると、虫歯や親知らず、歯周病の程度はもとより、歯の治療歴、顎の骨の中にある病気、顎関節の状態、副鼻腔《ふくびくう》の状態などもわかります。

お母ちゃんドクターのひとこと

女性はリウマチになる前に歯周病を徹底的にケアすべし！

女性は30歳以上になると関節リウマチになりやすいという報告があります。早ければ10代からリウマチになるケースも報告されています。

指の痛みや変形をもたらすリウマチは自己免疫疾患ですが、病気になる人口比率は全人口の0・5〜1％。女性と男性の比率は4対1となっています。原因は不明ですが、遺伝や環境によるリウマチが考えられます。その発症に歯周病が関与する（「京大論文」や新潟大学の研究）という報告もなされていることに注目したいと思います。

リウマチは女性がかかりやすいので、やはり歯周病については十分なケアをしておきたいものです。

女性ホルモンが関わっているため、年をとってきた女性にも無視できない病気となります。

……………

高齢者の死因「誤嚥性肺炎」は歯周病菌で悪化する!?

「肺炎」はがんや心疾患、脳血管疾患に並ぶ日本人の主要な死亡原因の1つですが、その中でも、近年とくに増加しているのが「誤嚥性肺炎《ごえんせいはいえん》」です。

誤嚥性肺炎は、飲食物や唾液《だえき》などが食道ではなく、誤って気管に入ってしまう「誤嚥」が原因で発症する肺炎です。誤嚥したものに含まれる細菌などが、気道を通って肺の中に入り、炎症を起こします。

飲みこむ力や機能が低下した高齢者に多い疾患で、70歳以上の方がかかる肺炎の70%以上が誤嚥性肺炎といわれています。高齢化にともなって今後もさらに増えることが懸念されています。

喉《のど》の奥には、空気の通り道である「気管」と、食べものや飲みものの通り道である「食道」とが並んでいます。

気管の入り口には「喉頭蓋《こうとうがい》」と呼ばれる器官が備わっていて、呼吸をする場合には開いた状態になって気管に空気を通し、ものを飲みこむときは固く閉じて食道へものを導く役割をしています。

しかし、加齢によって筋肉や脳神経機能が衰《おとろ》えてくると、喉頭蓋の機能がうまく働かなくなり、気管に飲食物や唾液が入ってしまうことがあります。

その際、若くて健康な人であれば「むせる」反応が起き、咳《せき》によって異物を気管外へ出そうとしますが、高齢になるとむせる反応も弱くなるため、飲食物や唾液に含まれる細菌が肺に到達し、肺炎が引き起こされてしまいます。

しかも、高齢者では誤嚥の自覚がないことも多く、肺炎が重症化してしまうことも珍しくありません。

誤嚥を予防する方法としては、次の３つがとくに効果的とされます。

１つは、口の中を清潔に保つこと。日頃から歯磨きなどの口腔ケアをしっかり行い、歯周病があればきちんと治療をして、口の中を清潔に保つことで、誤嚥性肺炎のリスクを軽減することができます。

2つ目は唾液の分泌をよくすること。口の中がカラカラに渇いていると、食べものや飲みものが飲みこみにくくなり、誤嚥しやすくなります。また、唾液が十分に出ていれば、唾液によって口の中がよく洗い流されるので、それだけ誤嚥性肺炎にはなりにくくなります。

3つ目は、嚥下機能を鍛えること。飲みこみに関わる筋力や反射スピードを鍛え、誤嚥の起こりにくい喉を保つことも大切です。唇《くちびる》や舌の動きをよくする運動については第5章でご紹介します。

また、声を出して話したり歌ったりすることも、飲みこむ力を鍛えるのに有効とされます。

唾液の分泌が少ない人は「悪性リンパ腫」のリスクが高い！

がんの種類は、がんの生じた細胞の種類によって、「がん」「肉腫」「血液のがん」

の3つに大きく分類されます。

このうち、血液のがんの一種で、リンパ球ががん化した「悪性リンパ腫」は、口内環境と大いに関わりのあることがわかっています。

リンパ球も含め血液細胞のがんは血流にのって全身をめぐります。そして、リンパ節や血管でがん細胞が分裂してどんどん増殖していきます。

お母ちゃんドクターのひとこと

がんでいちばん怖いのは「転移」

がんはリンパ液や血液を介して広がっていきます。したがって、がんと診断された場合は、できるだけ他の部位に移らないようにすべきです。転移する方法や転移箇所はさまざまです。

がんの中には神経に沿って転移するがんもあり、腺様嚢胞癌《せんようのうほうがん》のように、唾液腺にできたがんが脳へ転移することもあります。

がん細胞が転移するイメージとしては、抜歯の際に出た血液中でがん細胞が、口内から体内へと広がっていくような、まるでCG映画のような世界ですが、がん細胞は新たな部位で生き残っていこうとする細胞なのです。

口内にできるがん疾患として、顎のがん以外では、舌がん、歯ぐきのがん、唾液腺がんなどがあります。

この唾液腺がんは、大きな唾液腺だけでなく、口の中にある小さな唾液腺にもできるため、できるだけ注意しておきましょう。

血液は全身にがん細胞を運んでいく可能性があるわけです。歯を抜かなくてよい口腔環境を保つことが重要になります。

口内に関わるがんについて記してきましたが、歯医者の役割は歯の治療をするだけでなく、がん発見に大きな力になることも付け加えておきたいと思います。

歯科医は虫歯や定期検診の際に、舌がんや歯ぐきのがん、顎の中のがんを発見することも多く、歯科医自身も口内環境のさまざまなサインを見逃さないように心がけていくことが大切なのです。

「がん」以外の成人の三大疾患である「糖尿病」「心臓病」についても、口内環境や歯科治療と深い関係があるため、幅広い医学知見を持っていることが歯学の世界でも大切な時代になっているのです。

最後に、放射線の専門的立場からのアドバイスをひとつ。

がんの放射線治療後、治療部位にあった歯を抜くことはすすめられません。放射線を浴びた後に抜歯すると、抜いた箇所の治《なお》りが悪くなり、顎に炎症が広がり「骨髄炎」になる可能性があります。

一度「骨髄炎」になってしまうと、完治は難しく、治療には一生かかってしまいます。放射線治療の後に歯医者へ行く必要がある場合は、必ず歯科医に放射線治療を行ったことを伝え、治療方針を医師と相談しながら進めてもらいたいと思っています。

唾液の分泌量に注意

さて、口内でも、頬の粘膜や歯ぐきにもかたまり（腫瘍《しゅよう》）ができることがあり、その一部を取って病理検査に出してみると悪性リンパ腫が見つかったということがあります。

唾液腺や涙腺をはじめとする全身の外分泌腺に炎症が起こり、外分泌腺が破壊されてドライマウスなどの乾燥症状が出現する「シェーグレン症候群」という疾患もありますが、シェーグレン症候群の人は健康な人に比べて、悪性リンパ腫の発症頻度が44倍も高いという研究報告がなされています。

シェーグレン症候群でなくても唾液の出にくい状態だと、口腔内が澱《よど》みやすくなって歯周病菌が増え、それが体内のさまざまな部位へ悪玉菌として運ばれることになります。

繰り返しになりますが、口内環境を良好に維持するには、サラサラ唾液がたくさん出る状態であることが大切です。口腔ケアを心がけ、しっかり嚙《か》めて、サラサラ唾液をたくさん出せる体を手に入れましょう。

お母ちゃんドクターのひとこと

気をつけたい老化のあらわれ

歯周病があると歯肉は下がっていき、歯を抜いても歯肉《しにく》は下がっていきます。

また、歯を使って噛まなくなると顎の筋肉が落ちていきます。さらに年をとっていくと、顎が細くなっていきます。それは老化のあらわれです。

高齢になると自ずと、唾液量も少なくなり、口の中が渇きやすくなったりします。それだけでなく、味がわかりにくくなり、しゃべりにくくなり、口の中で食品を丸めることができにくくなり（食塊《しょっかい》がつくれなくなる）、食べものを飲みこみにくくなり、誤嚥を誘発してしまうという結果になります。

実は、年をとると口の中の反射力も落ちているという考え方もあり、反射的に食べものを飲みこんでいた行為ができなくなっていく……それが口腔の専門医から見た老化現象なのです。

第5章

無理なく自分でできる日々の口腔ケア

口の中を清潔に保つ方法

歯ブラシ＋デンタルフロス＋歯間ブラシの3点セットが基本

いくつになっても、しっかり噛《か》んで食べられるためには、口腔《こうくう》環境を整え、機能の衰《おとろ》えを防ぐことが重要です。

また、口の健康は可逆性であり、すでに口腔機能の衰えがはじまっていても、適切なアプローチによって改善することができます。いつまでもよく噛み、おいしく食べて、心身ともに健康でいられるよう、日ごろから口腔ケアを心がけて口腔機能を高め口腔環境を整えていきましょう。

口腔内の清潔が保たれないと、虫歯や歯周病のリスクが発生します。虫歯や歯周病を予防するには、歯磨きを丁寧にすることが絶対に欠かせません。

虫歯や歯周病の原因となるプラーク（歯垢《しこう》）は、粘着力があり水には溶けないので、うがいではとることができません。歯ブラシでブラッシングするのが基本です。**細菌類の好む歯と歯の間や奥歯の噛み合わせなどは、1本1本丁寧に磨くことが大切。**また、顎下腺《がっかせん》と舌下腺《ぜっかせん》からの唾液《だえき》が出るあたり、つまり**下の前歯の裏側には歯石が溜まりやすいので、歯磨きの際の重点ポイント**となります。でも力を入れすぎると歯が削れます。やさしく、やさしく。

また、歯ブラシでは届きにくくプラークの溜まりやすい歯間などのお掃除には、デンタルフロス（糸ようじ）や歯間ブラシが有効です。**歯と歯の接した面など隙間の狭い部分にはデンタルフロス、食べかすの詰まりやすい隙間の広い部分には歯間ブラシ**が、それぞれ適しています。

高齢者を追跡した調査では、デンタルフロスを毎日使う人とまったく使わない人とを比べると、使わない人の死亡率のほうが高かったそうです。

お口の健康管理のために、歯ブラシ＋デンタルフロス＋歯間ブラシの3点セットを使いこなす習慣を、ぜひ身につけてください。

高齢の方は電動歯ブラシもおすすめ

電動歯ブラシは浸透しているようで、なかなか広がっていかないのが現状です。やはり自分の感覚で磨くことを好まれる方が多いのかもしれません。

しかし、高齢になられた方には電動歯ブラシはおすすめなことも。高齢になると手の力も衰えてくるため、若い頃のように、細かい動きで歯磨きはできなくなってきます。そのような方の歯のケアには、電動歯ブラシが非常に効果的です。

お母ちゃんドクターのひとこと

唾液の中には4000~7000種のバイキン⁉

1ミリグラムの歯垢の中には10億もの細菌たちがすみついている！ 普段はそんなに悪さはしないのですが、喫煙をしたり、歯磨きをしなかったり、プラーク（歯垢）が溜まると、それらバイキンたちは悪さをしはじめます。

バイキンが口の中に増える原因は、皆さんがよく耳にする「プラーク」が付着している口内環境にあると考えられます。細菌の集合体が膜状になると「バイオフィルム」とも呼ばれます。

「バイオフィルムを形成した場合、バイキンたちは自分の巣を持つことになるので、攻撃されても強い抵抗力を所有することになります。

歯科衛生の観点から、歯磨きをする際に歯磨き粉を使わなくても唾液でブラッシングするのもよいことといわれる場合がありますが、その理由は唾液には口内環境をよくする機能が備わっているからです。

しかし、唾液があるから大丈夫というわけではありません。プラーク自体は唾液に含まれる無機質成分（カリウム・ナトリウム・カルシウム・無機リン酸）が加わることで固まってしまい、歯石をつくり出していきます。したがって、唾液そのものには、歯石の原因となる成分も含まれていることを知ったうえで、歯磨きの際には汚れを丁寧に落としましょう。

もし歯石ができてしまうと、歯医者に行かないととれないので、歯石チェックも定期的に行うことが大切です。

無機成分も含む唾液が出る場所だからこそ、歯石も溜まりやすい！という理屈を知っているだけでも、効果的な歯ブラシができますよね。1週間に1度は自分の口の中を見ながら、唾液の出口に近い歯を重点的に磨いてはいかがでしょうか。

歯磨きのベストタイミングは就寝前

歯磨きは毎食後と、さらに就寝前にも行うのが理想です。というのは、睡眠中は唾液の分泌量が低下するため、唾液の殺菌効果がダウンして、口の中で虫歯菌や歯周病菌が繁殖しやすくなるのです。

寝ている間にプラークのできる危険性は、起きている間の何倍にもなります。そのため、寝る前のブラッシングで、細菌のエサとなる食べかすやプラークをとり除き、増殖を最小限に抑えることが歯周病や虫歯を予防するうえで非常に有効です。

お風呂での歯磨きも、血行がよくなってリラックス効果が高められ、サラサラ唾液の分泌が増えるので効果的。サラサラ唾液には、アンチエイジング効果のある成長ホルモンが含まれているので、眠っている間に若返っているかもしれません。

ちなみに、「歯ブラシ＋デンタルフロス＋歯間ブラシの3点セットが基本」の項目でふれた追跡調査では、就寝前に歯磨きをする人としない人とを比べたところ、歯磨きをする人は死亡率も低かったそうです。

朝一番の歯磨き・舌磨きで口臭を予防し気持ちよく一日をスタート

朝起きたとき、誰しも口内がネバついているのを感じることはあると思います。前にもお話ししたように、就寝中は唾液が少なくなるため、朝いちばんの唾液はネバネバ度が高くなっています。

鼻炎などやいびきをかくなどして寝ている間に口をどうしても開けてしまう方は、口内が乾燥するため、なおさらネバネバ度は上がります。

また、十分な睡眠がとれないなどして体調がすぐれないと、やはりネバネバ度は上がります。

一晩かけてネバネバになった唾液の中には、細菌が増殖しています。できるだけ早くとり除くために、朝も歯磨きをおすすめします。

口臭が気になる方は、このときに舌磨きも合わせて行うとよいでしょう。口臭（生理的口臭）は舌に食べかすや細菌、剥《は》がれた粘膜などが付着してできた「舌苔《ぜったい》」が原因のひとつといわれています。

歯磨きの後、専用の舌ブラシやソフトな歯ブラシを使い、鏡を見ながら舌の奥から手前に向かって軽い力でブラシを動かして舌の掃除をします。

舌はとてもデリケートな組織なので、やさしい力で行うのがポイントです。力を入れてゴシゴシ磨くと、舌の粘膜を傷つけてしまい、かえって口臭の原因である菌が増殖して悪化したり、味蕾《みらい》が傷ついて味覚障害を起こしたりすることになります。

舌苔は、口の中がきれいに清掃できていなかったり、唾液の分泌が減少するとつきやすくなります。したがって、毎日、口腔ケアをきちんと行っていれば、舌苔はつきにくくなります。

舌苔のついていない部分は磨く必要はありませんから、いずれ舌磨き自体も必要なくなるでしょう。

口臭の気になる方の味方「口腔洗浄器」

歯磨きや口腔洗浄剤を行っても口臭が気になるという方には、最新の「口腔洗浄器」が有効です。家電量販店では売り場スペースが確保されていますし、通販でも購入することができます。

舌磨きやフロスなどもよいと書きましたが、口腔洗浄器を使うと、歯や舌の磨き残しを本当にきれいにとり除いてくれます。

機械に慣れるまで少しかかるかもしれませんが、歯を磨いたあとに水の圧力で口を洗浄することに慣れてくると、きっと手放せなくなると思います。

歯科での定期チェックで万全を期す！

毎日のセルフケアはしっかりと行いつつ、かかりつけの歯科医院で歯石除去などの定期的な清掃と検診を受けることをおすすめします。

なぜなら、日々の歯磨きでは汚れを完全に落としきるのは難しいからです。そうして歯石ができてしまうと、歯磨きでは落とせません。だからこそ、歯石になってしまう前に、普段から正しいブラッシングを心がけ、こまめに歯垢をとり除くことが大切なのですが、どうしても限界があります。

どんなにちゃんとブラッシングをしたつもりでも、磨き残しがあったり、歯と歯の間などどとり除けない部位も出てきてしまいます。

そのようなところは、プロの手による適切な除去を受けるしかありません。普段見逃しているところも歯科衛生士の方に定期的なクリーニングをしてもらい、最後にフッ素治療を行ってもらうと完璧です。

歯科を定期的に受診して口の中の環境を整えてもらうことは、口腔機能の老化（オーラル・フレイル）を予防して若さと健康を保つために大切なポイントです。

2〜3カ月に一度歯科を受診する人とまったくしない人では、受診しない人の死亡率が高いという調査結果もあります。

「はじめに」でもいいましたが、治療ではなく予防という「攻めの健康法」のために、歯科医院を定期受診することが当たり前の時代になったんだと考え、年内のスケジュールには必ず歯科検診も加えていくようにしたいものです。

口腔機能を若返らせる方法

「顎の下のマッサージ」でサラサラ唾液をたくさん出す！

口腔機能の維持もしくは改善のためには、唾液を分泌する唾液線と、唇《くちびる》や舌、喉《のど》など口周辺の多くの筋肉の働きを衰えさせないことが重要です。

お口の守り神であり、アンチエイジングにも大きな力を発揮する唾液を十分に分泌させるには、まず、よく噛むこと。この本のメインテーマでもありますが、**「ひとくち30回噛む」**ことをぜひとも心がけてください。

それと、もうひとつやっていただきたいのが、**唾液の供給源である唾液腺を軽くマッサージして刺激を与える**ことです。

図11　唾液腺のマッサージ

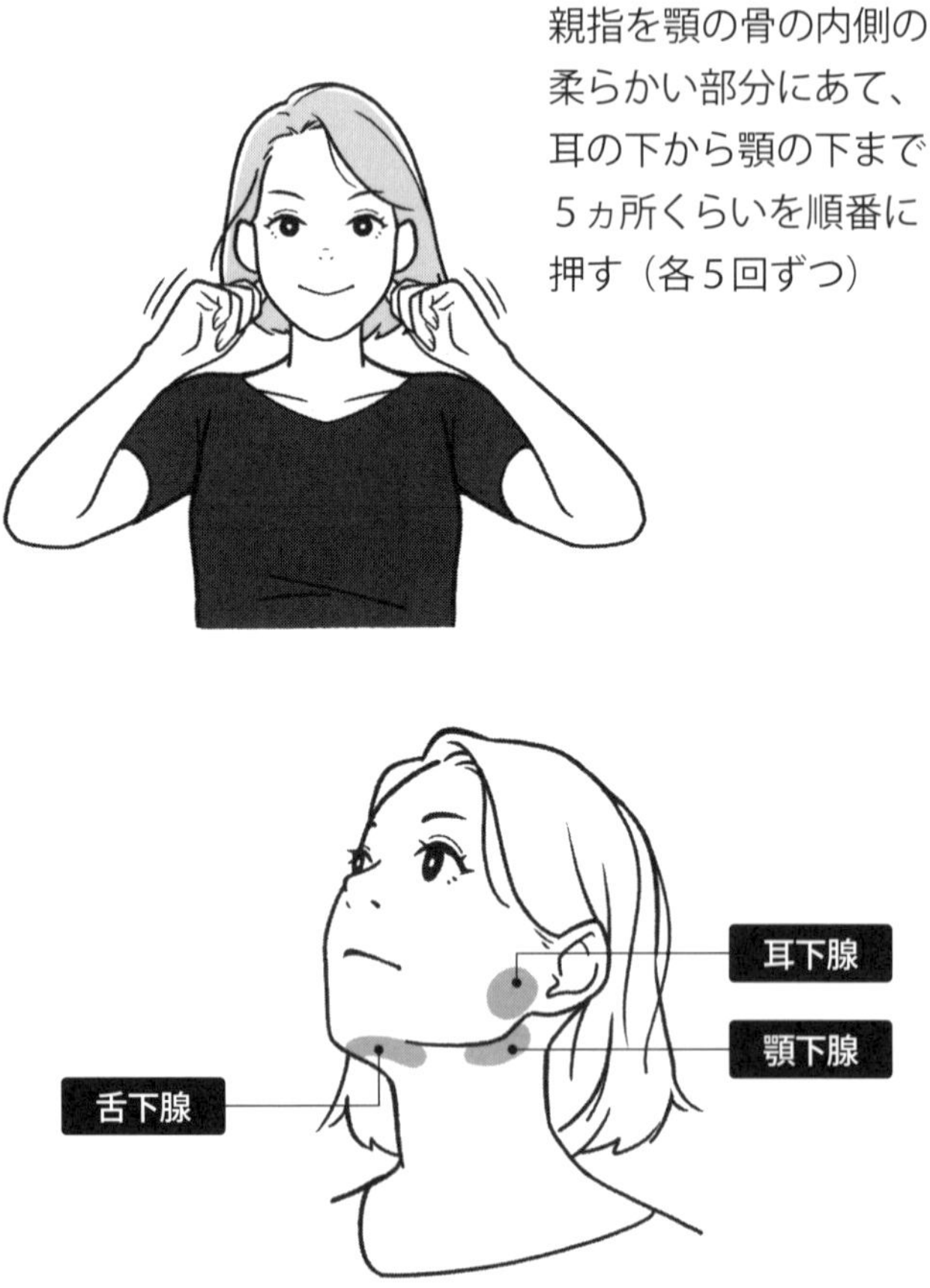
親指を顎の骨の内側の
柔らかい部分にあて、
耳の下から顎の下まで
５ヵ所くらいを順番に
押す（各５回ずつ）
耳下腺
顎下腺
舌下腺

出典：厚生労働省　生活支援ニュース第６号

安静時唾液は、3つある唾液腺のうち顎下腺からもっとも多く分泌されています。たとえば、**お風呂に入ったまま顎下腺をマッサージする**などが有効です。顎下腺はいわゆる顎の「エラ」内側のやや前方あたりにあります。このあたりを指でやさしく軽く押すようにマッサージしましょう。

顎下腺からは唾液が多く出るので、マッサージするほどに口内が潤《うるお》い、口腔環境も口腔機能も同時に改善できてW《ダブル》効果を得られます。

「うがい」を利用した簡単な筋トレで唇や舌の動きをスムーズに

歯磨きのあとのうがいをちょっと意識して行うだけで、お口のトレーニングになります。

＊ブクブクうがい

①水を口いっぱいに含み、唇を閉じます。

②口の中で水を上下左右に移動させながら10秒ほどブクブクうがいをして水を吐き出します。これを数回行います。

＊ガラガラうがい

①水を口に含み、上を向きます。

②唇を開いた状態で10秒ほどガラガラうがいをして水を吐き出します。これを数回行います。

これを繰り返すことで、唇や舌の動きがスムーズになります。

嚥下力をアップし滑舌をよくする「舌トレーニング」

飲みこむための筋肉を鍛えることで食事中の「むせこみ」などの症状が改善され、誤嚥性肺炎《ごえんせいはいえん》の予防にもつながります。また、滑舌《かつぜつ》がよくなることで、表情が豊かになりコミュニケーションがとりやすくなります。

＊舌の突出運動

舌を前に突き出したり引っこめたりします。突き出すときは思い切り行ってください。

＊舌の左右運動

舌で左右の頬の内側を片方ずつ交互に押します。唇は閉じていても開けていても構いません。

＊声を出して歌う

声を出して歌うと口のさまざまな筋力が鍛えられます。歌うことで筋肉が鍛えられると、嚥下機能の低下を防ぐことができます。また、歌うと唾液の分泌量が増えるという実験結果も出ています。

♬ ♪ ♬ ♫

口腔機能を元気にする栄養素・食べ方

歯をつくる「ミネラル」＝カルシウム・マグネシウム・亜鉛

歯を丈夫にする成分としてまっ先に浮かぶのは「**カルシウム**」だと思います。カルシウムは歯や骨（歯槽骨《しそうこつ》・顎《あご》）の材料になるだけでなく、血液凝固や筋収縮にも関わる重要な働きをします。しかし、**日本人の全年齢層で不足しているといわれる栄養素**です。

私たちの骨は、新たに骨がつくられる「骨形成」と、骨が溶け出す骨吸収とを繰り返していますが、このバランスが崩れて骨吸収が進むと骨粗鬆症《こつそしょうしょう》になります。

高齢のとくに女性は骨吸収が進んで骨粗鬆症になりやすいので、骨に必要な栄養素をしっかり補うことが大切です。

カルシウムとペアになって働く「**マグネシウム**」も、骨の成分になるほか、さまざまな酵素の働きに関与する大切な成分です。魚介やナッツ類、大豆、玄米などマグネシウムを含む食品も合わせてとりましょう。

お口の健康に欠かせない栄養素として「**亜鉛**」も重要です。

亜鉛は、全身でさまざまな働きをしていますが、とくに歯周組織の健康に欠かせないミネラルです。

また、唾液と協力して働く味蕾《みらい》の機能にも、亜鉛は関与しています。食べものの味を感じる味蕾の細胞は新陳代謝が盛んなため、新陳代謝に不可欠な亜鉛を多く必要とします。

亜鉛が不足すると新しい味蕾細胞の誕生が遅れるため、味覚障害が起こります。

口腔・脳・腸のすべてにおいて重要な役割を果たしている亜鉛を不足させないよう、カキや小魚、抹茶、肉など亜鉛を多く含む食材をなるべく食卓にあげるよう献立を工夫してみてください。

高齢になるほど「たんぱく質」が必要！

高齢になると「肉類はメタボの原因になるし、粗食のほうが健康によい」などと考え、野菜中心の食生活になっている方が少なくありません。

しかし、近年では「粗食では長生きできない、かえって命を縮める」と考えられています。とくに、高齢者が、十分なたんぱく質とカロリーをとらないことによって低栄養障害に陥《おちい》ることが懸念されています。

人体を構成するほとんどのものはたんぱく質でできています。口の中でも、歯肉《しにく》や歯根膜《しこんまく》、歯槽骨など歯周組織をつくっている主要な成分はたんぱく質の一種です。歯槽骨や顎は骨ですからカルシウムも重要な材料ですが、骨基質（骨組み）はたんぱく質であるコラーゲンとミネラルからできています。

鉄筋の建物にたとえると、鉄筋部分がコラーゲン繊維、コンクリートがハイドロキシアパタイト（ミネラル成分）という感じです。

さらにいえば、脳の神経細胞や腸の粘膜細胞や免疫細胞もすべてたんぱく質からつくられます。筋肉や関節の軟部組織、血管、血液、髪の毛、皮膚などもすべてたんぱく質でできています。

つまり、**たんぱく質は口腔・脳・腸はもとより全身の機能を構成する主成分であり、不足させないようしっかりとることが重要**です。

ただ、高齢者の場合、若い人と同じ量のたんぱく質を摂取しても、体内でうまく使うことができないため、細胞や筋肉の材料が不足しやすいといわれます。少なくとも筋肉内でのたんぱく質の合成力は、加齢とともに低下することが明らかになっています。

筋肉の材料となるたんぱく質は、健康寿命を延ばすために必要不可欠であり、高齢になるほど摂取カロリーの中で、たんぱく質の割合を増やすことが大切になってきます。

なお、勘違いしやすいのですが、「お肉60グラム」＝「たんぱく質60グラム」というわけではありません。

たとえば、ビタミンD含有量の多いサケの場合、（生）１００グラムには22・０グラムのたんぱく質が含まれています。したがって、たんぱく質60グラムを摂取するには約300グラム（サケ1切れは80グラム程度とされるので4切れ分ぐらい）食べる必要があります。

また、鶏ささみ（生）100グラムには24・0グラム、牛もも肉（脂身つき・生）100グラムには19・5グラムのたんぱく質がそれぞれ含まれており、やはり300グラムぐらい食べる必要があります。

若い人でもこれだけの量を一度に食べるのは大変ですから、メニューを工夫して三度の食事で上手にとれるようにしましょう。

粘膜組織の健康に欠かせない「ビタミンB群」

ビタミンの中で「ビタミンB群」に分類されるのは、ビタミンB1、ビタミンB2、ナイアシン（ビタミンB3）、パントテン酸（ビタミンB5）、ビタミンB6、ビオチン（ビタミンB7）、葉酸（ビタミンB9）、ビタミンB12の8種類です。

ビタミンB群は、糖質・脂質・たんぱく質の代謝に欠かせない栄養素であり、脳の神経伝達物質をつくり出す過程にも関わっています。

血管が狭く硬くなるのを防いで、骨の質をよくすることもわかっています。

ビタミンB群が不足すると、お口には舌炎、口内炎、口角炎が現れることがあります。

好物が増えるほどお口が潤う？　唾液の不思議

自分の好きな食べものを見たり、あるいは匂いを嗅いだりするだけで、口の中に唾液があふれてきます。

でも、嫌いなものや苦手なものではそうはなりません。

そう、**好きな食べものと嫌いなものとでは、唾液の出る量が違ってくる**のです。

第3章でもお話ししましたが、好きな食べものを見ただけでも幸せホルモンが分泌され、食欲がかき立てられるようになります。同時にサラサラ唾液がたくさん出るようになります。

逆に、嫌いなもの・苦手なものはストレスになります。したがって、嫌いな食べものを見ると、ストレス反応が起こって交感神経が刺激され、サラサラ唾液が出にくくなります。

このように、食べものの場合、「好きな度合い」によって「唾液の出てくる度合い」が異なります。ということは、**嫌いなものが多いと唾液の分泌量が少なくなる**ということです。

これも前にお伝えしたことですが、食べず嫌いや先入観を捨て、いろいろな料理に挑戦してみることで、おいしいと感じるもの、つまり好物に出会える機会が増えることになります。

好きなものが多いほどセロトニンなどの幸せホルモンが出て幸せになれます。食べものも同じで、好きなものを増やし、なんでもおいしく食べる（感じる）ことが口腔環境を良好に保つ秘訣となるのです。

噛みごたえのある食材のメニューをプラスする

高齢になって若い頃よりも口腔機能が衰えてくると、柔らかいものを好むようになります。しかし、噛みごたえのないものはすぐに飲みこんでしまうため、噛む回数が減り、ますます口腔機能が衰えてしまうという悪循環を生みます。

ひとくち30回噛んで、オーラル・フレイルを防ぎ、口腔機能を維持するには、**噛む回数が自然と増える食材やメニューを選ぶ**こともポイントです。

たとえば、れんこんやごぼうなどの根菜類や切り干し大根など食物繊維の多いもの、またイカやタコなど弾力性のあるものでも噛む回数が増えます。

また、よく噛むことを意識するには、**調理の際に食材を大きめにカットする**ことが有効です。細かく刻んであると、きちんと噛まずに飲みこんでしまいがちですが、大きな食材だと自然とよく噛むようになります。

そして、食事のときは、食べものが口の中にある間は、お味噌汁やお茶などの水分を控えるようにしましょう。よく噛まずに水分で流しこんでしまうと、唾液の分泌が抑えられるだけでなく、嚙み砕けていないものが胃へと送られるため、消化するのに時間がかかり、それだけ胃の負担が大きくなります。

また、きちんと嚙まないまま飲みこんで、万一、食道ではなく気管の方に入ってしまうと、誤嚥性肺炎を起こしたり、場合によっては食べものが気管につまって窒息してしまうこともあるので注意してください。

ちなみに、嚙みごたえのある食べものにピーナッツがあります。しかし、この**ピーナッツは、うっかり嚙まずに丸飲みしてしまうと、気管にスッポリと詰まってしまう危険性があります**。

ピーナッツの大きさがいちばん気管に詰まりやすく、しかも、ピーナッツは体の中に入ると水分を吸収して膨れてしまうため、気管から完全に出なくなってしまい窒息死してしまうことがあるので危険です。

口にものを入れたら、しっかりとよく嚙む！

さらに、飲みこうもうと思ってから、あと10回嚙む！

これを心がけていれば、「ひとくち30回嚙む」は自然に身につき、習慣になっていくでしょう。

口腔機能を高める生活習慣

歯をボロボロにする「歯ぎしりのクセ」は早めの対策を

睡眠中、無意識のうちに歯を擦り合わせたり噛み合わせたりして、ギリギリと音を立てるのが「歯ぎしり」です。ところが、歯ぎしりをしている方の多くが自覚しておらず、ほとんどの場合、他人に指摘されることで気づくことになります。

歯ぎしりは、上下の歯同士を擦り合わせることで音を鳴らしていますが、このとき、上顎と下顎とは左右別々の方向に横向きの力がかかっています。このときの歯の状態というのは、板に打ちこんだ釘を左右に動かし続けているようなイメージです。

釘を左右に動かし続けていると釘はゆるんでグラグラになり、最後には抜けてしまいます。

歯にも同じことがいえます。**歯ぎしりによって歯の根っこがゆるみ、そのダメージが続くと、歯が抜け落ちてしまうことも珍しくありません。**

また、歯ぎしりを放置すると、歯周病を悪化させたり、肩こりや頭痛、めまいなどさまざまな不快症状を引き起こしてしまう恐れがあります。

歯ぎしりの原因は明確にはなっていませんが、喫煙、飲酒、ストレス、噛み合わせなどがあげられています。

なかでも、いちばん大きいとされるのが「ストレス」です。退職や引っ越しといった環境の変化や、日々の疲れによってストレスが溜まり、その解消のために歯ぎしりをしてしまうと考えられています。

したがって、**ストレスを減らすことが歯ぎしり対策**になります。運動をしたり、おいしいものを食べにいったり、寝る前や週末に好きなことをする時間をつくったりと、自分に合ったストレス解消法を見つけましょう。

また、お酒やタバコが原因になっていることも考えられるので、できるだけ禁煙し、お酒は量を控えるよう心がけることも大事。

歯科医院でできる治療としては、噛み合わせの改善とマウスピースがあります。もし詰めものが合っていなくてストレスを感じているなら、歯科医院で噛み合わせを調整すると歯ぎしりの解消につながるかもしれません。

歯ぎしりの治療の主体となるのは、「マウスピース（スプリント）療法」です。

これは、型をとって作成したマウスピースを寝るときに装着して、歯や顎へのダメージを軽減してしていく治療法。マウスピースをつけていれば、就寝中に歯ぎしりをしても、歯が磨《す》り減ったり欠けたりするのを防ぐことができますし、音もしなくなります。

また、マウスピースの硬さや形状を調整することで、歯ぎしりの回数を減らせることもあります。

健全な口腔機能を守るためにも、根っこ部分にダメージのないうちに早めに治療をされることをおすすめします。

Q&A マウスピースは運動能力を上げる?

歯ぎしり対策でマウスピースについてお話ししましたが、マウスピースには歯を守るだけではなく、運動能力を上げるという効果もあります。

世界一のホームラン記録保持者である元プロ野球選手の王貞治《おうさだはる》さんは、奥歯が削れてボロボロになっていたというエピソードをご存じの方もいらっしゃるでしょう。スポーツ選手は最大限のパフォーマンスを発揮しようとして歯をグッと噛みしめるため、歯の噛み合わせが非常に重要といわれます。

実際にも、さまざまな研究から、歯をしっかり食いしばることで、筋力がアップすることがわかっています、わずかなようですが、たとえば、0・01秒を争うような陸上競技などでは1%の筋力の違いでも勝敗を分ける大きな差となります。王さんも最大限のパフォーマンスを出すために、歯が削れるほどに噛みしめていたことがわかります。

力を入れる瞬間に、そのように奥歯に大きなダメージが加わることを避けるために、選手の中にはマウスピースをつける方もいます。マウスピースをつけるメリットは、そもそも歯を守ることでした。その後、体の重心の安定や脳震盪の軽減になる効果も認められています。歯全体に均等に力をかけることができるのもよい点です。

個人差はありますが、マウスピースを使うことで、競技での記録が伸びるという報告が多数あります。また、適切な力がかかるマウスピースを装着すると、脳の運動を司《つかさど》る領域の働きが活発になることがわかっています。また、マウスピースをつけて重いものを持ったり握力を計測したりする実験では、運動能力が上がることが認められています。

たとえば、本来は10の力でも、その10をキープしながら、マウスピースの効果でさらにパワーアップできるわけです。

つまり、マウスピースを装着することで、歯に加わる圧力をパワーへと変換させていくことができるのです。

さらに、マウスピースは睡眠の質を高めるという報告もされており、睡眠障害の方々にも使用されるケースがあります。噛み合わせにバランスを付与することで、安定した睡眠が可能になるというもので、その効果は学術的にも証明されています。

スポーツのためかどうかはともかく、歯ぎしりや食いしばりのクセのある方は、これを機にマウスピースを試してみてはどうでしょう。

歯ぎしりは眠りの浅いときに起こるので、マウスピースによって眠りの質が上がるかもしれません。

規則正しい生活で「自律神経」を整え、ストレスに強くなる

健康を維持し、なおかつ若返るためには、サラサラ唾液の量を減らさないことが重要です。

第2章でお話ししたように、唾液の分泌は自律神経の二重支配（交感神経と副交感

神経）を受けており、リラックスモードのときに優位になる副交感神経が働いていればサラサラ唾液がたくさん分泌されます。

ところが、大きなストレスを受けたり緊張状態が続くと、交感神経が優位になって唾液分泌自体が抑制され、お口がネバネバします。しかも女性は加齢により耳下腺唾液や総唾液の分泌量の低下が認められるという報告が多いですが、変わらないという論文もあります。つまり、人それぞれ。

加齢は止めることはできませんから、**高齢になるほどストレスを自分なりのやり方で上手に発散することが大事**になってきます。

たとえば、趣味の習いごとや運動をしているという方は、無理のないよう今の自分のペースを守りながらぜひ続けてください。とくに趣味はないという方は、友人とのおしゃべりや家族との団欒《だんらん》でもいいのです。

たとえば、家族と食卓を囲むことは、テーブルを彩る食器やグラス、料理の味や匂い、そして家族との楽しい会話も含めて、すべて脳へのよい刺激となります。

第3章で「おいしく食べられることは、私たちに若さと幸せをもたらす魔法の力」

といいましたが、仲のよい家族や友人と一緒に食事をすることはこのうえない幸福な時間になります。

このように、どんなことでもいいので自分なりのストレス解消法を見つけてください。ストレス源となっている出来事から気持ちをそらす時間を持つことが大事です。

それともう一つ、ストレスに強くなりましょう。ストレスを避けることはできませんから、**ストレスに対する耐性をつける**のです。

それには、規則正しい生活が重要です。不規則な生活によって体のリズムが乱れると、自律神経のバランスが崩れ、その結果、体の不調を起こすことが、多くの研究によってわかっています。とくに、睡眠、食事、運動のバランスが大事といわれます。たまに夜更かしするぐらいなら問題ありませんが、毎日寝る時間も起きる時間も食事をとる時間もまちまちというような不規則な暮らし方を長く続けていると、自律神経は乱れてしまいます。

毎朝決まった時間に起きて、同じ時間帯に三度の食事をとり、夜は同じくらいの時刻に床につく。規則正しい生活によって体のリズムが整うと、２つの自律神経のバランスも自然に整います。

また、適度な運動をすることは、その助けになることもわかっています。多くの研究によって日常的にジョギングなどの有酸素運動をしている人は、ストレスに直面したとき、運動習慣のない人よりもストレス耐性の高いことが示されています。

運動の苦手な方は、近所を散歩するだけでもいいのです。足腰の衰えを防ぐためにも、動く習慣をつけましょう。

数々の研究によって、慢性的なストレスは脳の機能障害のリスクとなる恐れのあることが判明しています。また、腸の動きも自律神経によってコントロールされており、ストレスによって不調をきたします。

口はもとより脳や腸の健康を守るためにも、規則正しい生活を心がけ、なおかつ一日の中で体を動かしたり集中して楽しめる時間を確保するなど上手にリフレッシュをしながら、ストレスに負けないしなやかな心身をつくっていきましょう。

Q&A 信頼できる歯科医を見つけるには？

●納得がいかないならセカンドオピニオンを！

あなたには、かかりつけの歯医者さんがありますか？
その歯科医院はどうやって選びましたか？
その先生の治療に満足していますか？

もし、すべての答えが「はい」であれば、あなたはよい歯医者さんと出会えたといえます。これまで「歯が痛くなったとき」だけ、そこに通っていたのなら、これからは痛みのあるなしにかかわらず「歯のチェックとお手入れ」のために定期的に通うことをおすすめします。

しかし、「先生の治療が痛くて本当は通いたくない」とか、「自分の歯の状態や治療に関する説明がほとんどなく不安になる」とか、なにかしら疑問を感じながらも、「家から近い」「会社から近い」などの理由でなんとなく通い続けているのなら、その段階で一旦通院をやめることをおすすめします。

自分の納得のいかないまま治療をしても、決してよい結果にならないケースが多いからです。

歯科の場合、初診でいわゆるレントゲン写真やCTを撮影し、いざ治療がはじまると、途中でドクターをかえる人はほとんどいません。ですが、治療の途中であっても医療機関を変えてはいけないという制約はありません。

近年、がん治療などでは、セカンドオピニオン（診断や治療選択などについて、現在診療を受けている担当医とは別に、違う医療機関の医師に「第2の意見」を求めること）を受けることが当たり前になってきています。

歯は削ったり抜いたりすると二度ともとに戻らないのですから、歯の治療においてもセカンドオピニオンを受けてもいいのです。

たとえば、今の担当医から「抜歯《ばっし》」をすすめられていても、別の歯科医院の医師に診《み》てもらうと、歯を抜かずになんとかなるかもしれません。あるいは、

「やはり抜歯が必要」という意見であっても、同じ結論だからこそ納得できたり、説明方法が異なることでわかりやすかったりすることもあります。

自分の歯の状態や治療への理解が深まることで、安心して治療を受けられるようになるでしょう。

ただ、ドクターショッピング（複数の医療機関を受診して医師の品定めをする行為のこと）のようになってしまうと、治療の開始が遅れ病状が悪化してしまうかもしれません。そうならないよう、ある程度リサーチしてから受診することをおすすめします。

また、別の歯科医院を受診する際には、現在治療を受けている歯科医にその旨を報告しましょう。それは最低限の礼儀といえますし、依頼をすれば「紹介状」を書いてくれたり、「レントゲン写真」や「検査内容」なども渡してもらえます。

「今の医師にいいにくい」という方もいらっしゃいますが、自分の歯なのですから患者さんには自分が納得して満足できる治療を受ける権利があります。自分の歯を守るのに遠慮はいりません。

「自分が望めば、いつでも医師や治療法を変えることができる」

そう思えば、歯の治療も気が楽になるでしょう。治療に向かう姿勢が楽になると、自分の思いを医師に伝えやすくなるものです。そのことが意思《いし》の通じ合う信頼できる医師を見つけることにつながります。

「歯を診てもらう」という受動的な気持ちから、「歯の管理をしてもらう医師を持つ」という能動的な気持ちで歯科医を選択し、相性の合う医師を見つけたら、定期的に通ってチェックとケアをしてもらうことが大切だと考えます。

●紹介状から「よい歯医者」と「悪い歯医者」を判別できると知っていました？

医師は、「紹介状」（診療情報提供書）を見ると、紹介状を書いた先生の腕前がわかります。そこに書かれている内容から、手を抜いているかどうかなど、相手の技量を推し量ることができるのです。

現在、患者さん本人から要望があればカルテ（診療記録）開示など情報公開が原則となっています。ですから、「紹介状の内容を知りたい」と紹介状を書いた医師にリクエストをすれば、教えてもらえます。

また、よい歯科医を見極《みきわ》めるポイントとして、X線の被曝をできるだけ少なくすることへの心配りもあげられます。

X線に関しては、なるべく無駄な被曝回数を増やさないようにすることが大切です。

最適なX線撮影に関する配慮のできる歯科医は、歯のことだけでなく幅広い医学的知見を持っているといえます。

〈紹介状のチェックポイント〉

①紹介状に治療の経過や現在の状態、検査結果などが正確に記されているか

⬇どれだけ正確に記されているかがポイントです。

②X線画像、血液検査など、検査データのコピーは添付されているか

⬇口腔治療における検査データの重要性をどれほど理解しているかがわかります。

③診断に関するドクターのコメントがきちんと記されているか
⬇ドクターの熱意が見てとれます。

健康寿命を伸ばすには、定期的な歯科検診が重要であることがわかってきている今日、安心して歯の管理を任せられる信頼に足る歯科医をぜひ見つけてください。

お母ちゃんドクターのひとこと

歯磨き上手は幸せになる！

もし自分の歯が虫歯になりやすかったり、歯並びが悪かったりしたら、絶対に嫌だと思いませんか？　そんな気持ちをご自身のお子さんにも当てはめて考えてみてください。

でも、大丈夫！　忙しいお母さんにできる簡単な習慣で、お子さんとの絆《きずな》を強くしながら、健康な歯を保つことができるようになるのです。

虫歯や歯周病になりやすい人には、必ず理由があります。虫歯になりやすい人に主に共通している傾向として、甘いものやスナックなどの間食を好むという点です。

甘いものは虫歯菌の大好物です。間食をした場合は、その直後には歯を磨かないことが多いため、口内に残った食べかすが原因で菌が増え、歯を溶かしていく要因をつくっていきます。つまり食事や間食と歯磨きの回数が比例しなければ、自ずと虫歯になる確率は高くなっていくというわけです。

一方、歯並びが悪いケースというのは、乳歯から永久歯に生えかわる際に、個人個人の成長度合いでも違うので、歯並びの悪さを事前に確実に予防することはできません。もし歯並びが悪い場合は、永久歯が完全に生えかわる前に歯列矯正治療を始めることがすすめられる場合もあります。

大人が矯正治療を行う場合は、永久歯を抜くケースが多くなりますが、子どもの場合だと、永久歯を抜かないで矯正を行う場合もあります。しかし、矯正治療中は当然ですが歯磨きをしても磨き残しが多くなってしまいます。

前にも述べましたが、一般に虫歯ができやすい人、できにくい人の体質における特徴としては、唾液の量が少ない人は虫歯になりやすく、多い人は虫歯になりにくいといえます。

子どもの歯ぎしりは生理現象として通常は見守りますが、永久歯が必要以上に削れてしまうようなら、歯を守るマウスピースを使うこともあります。

では、虫歯の予防、歯の健康に向けてお母さんにできることは何なのか？　答えは意外に簡単なことで、正しい歯磨きを教える（身につける）ことです。

一般に、私たち大人でも歯ブラシを正しく使えていない場合が多く、それはお子さんも同じです。小さな頃から歯ブラシの正しい磨き方を身につけることで、虫歯知らずのお子さんがきっと多くなるはずです。

人生で一度も虫歯治療をすることがなかったという学生に、歯磨き習慣について詳しく話を聞いていくと、保護者の存在が大きいです。

①食後には必ず歯を磨くこと！
②仕上げ磨きをしてもらっていたこと！
③歯垢《しこう》染色液を使っていたこと！

①については、何度も注意しながら習慣づけるしかない方法ですが、②の仕上げ磨きの重要性は、虫歯予防に大きな力を発揮すると思われます。仕上げ磨きとは、NHKの幼児向け番組で「仕上げはお母さん……」という歌でも有名なお母さんの膝枕で最後にお口を開けて磨いてもらう行為です。

3歳頃まではされる方も多いと思いますが、この習慣はぜひとも小学2年生くらいまで続けていただきたいものです。磨き残しがないかをチェックしていくスキンシップは、今の時代には古い感覚かもしれませんが、間違いなく親子の絆をより強くすると思います。

そのとき必ず使用したいのが、③の歯垢染色液です。磨けているつもりだったうちの子も染色液を使うことで歯磨きが上達し、虫歯が減りました。

皆さんも歯医者に行かれて歯垢のチェックの際に使ったことがあるピンク色の染色液は、通販でもワンコイン以内で手に入るものです。使用するのは、忙しい朝は避け、夜の歯磨きのときだけでも構いません。その手順は簡単です。

STEP1：お子さんに歯垢染色液を使って1人で歯磨きをしてもらう
STEP2：赤く残った部分があるかどうか、親がチェック

STEP3：親から指摘された赤い部分がなくなるまで鏡の前でもう一度歯磨き
STEP4：もう一度親のチェック
STEP5：最後は奥歯などを中心に親による仕上げ磨き

この5段階方式を毎日ご家庭で実践すると、お子さんの歯磨きはかなり上達するはずです。

とくにSTEP2↓STEP3↓STEP4の一連については、赤い染色液をゲーム感覚でとり除くことで、お子さんのやる気もアップ！　知らない間に汚れがとれにくい箇所のブラッシングテクニックも身につくはずです。

そんな小さな毎日の積み重ねは、同時に親とのスキンシップによる絆も強くしてくれるに違いありません。もちろん、お父さんがその役割を担ってもいいですよね。家事をしないお父さんでも、お子さんのことならきっと前向きにやってくれる……そう信じています。

歯磨きを正しく行う習慣が身につくだけで、虫歯や歯周病から歯を守ることができると考えれば、これは超安上がりで簡単な健康法です。ぜひとも、お子さんの歯磨き習慣にとり入れてみてはいかがでしょう。この小さな習慣が5年後、10年後の歯の健康維持に大きく役立つのは間違いありません。

もし可能なら、お子さんだけでなく、お母さん、お父さん、あるいは同居しているご両親など、一家全員が歯垢染色液でチェックする習慣をとり入れ、健康で丈夫な歯を保っていく！　虫歯も歯周病も無縁のご家族が増えると本当にいいなと思っています。

これは私の理想でもありますが、歯のことで悩まず、苦しまず、苦労せずに過ごせる人が1人でも増えたら、どんなにいいだろう……と妄想しています。

また、歯の病気から他の疾患《しっかん》への影響がなくなるように、もっと多くの方々に歯の健康の大切さに気づいていただけることを心から願っています。

おわりに――健康あってこそ

「幸せ」とは何でしょう?

このように聞かれると、おそらく多くの方が「まずは健康」と答えられるのではないでしょうか。

私自身も、やはり「健康」あってこその充実した人生だと思っています。そのように考えるようになったのには、学生時代の経験が大きく関与しています。

私は故郷の九州大学歯学部に在学中、こうくう部に所属していました。「口腔」ではなく「航空」です。チーム一丸となって、グライダー(エンジンのない大きな飛行機で滑空機と呼びます)を地上から高さ300メートル以上にまで引き上げ、ワイヤーを切り離します。その後の動力は自然の力のみ。その力で大空を舞う……その爽快感や解放感は今も忘れられません。

「空飛ぶ歯科医師」としての自分を夢見て、平日は学業に専念し、週末は大空を飛ぶ練習に励んでいました。

ところが、ある日、緊急事態で私はグライダーともども丘に墜落。地元紙でも報道されるほどの大きな事故でしたが、幸いにも助かりました。しかし、墜落による体へのダメージは大きく、腰の骨を折る大ケガを負い、1年間の休学を余儀なくされました。

でも、その出来事が私に健康の大切さを教えてくれたと思います。

健康なときに、自由に歩けるということは当たり前のことですが、この当たり前のことに「健康の本質」が隠されていると感じたのです。

どうやら私たち人間というのは、日常の当たり前である条件を失ってはじめて、その大切さを感じられる生きもののようです。私の場合は、大ケガという代償を払って、「健康」の大切さを知ることになり、それからはいつも「健康でいられるって素晴らしいこと！」と考えるようになりました。

その事故以来、私は、歯を治療する医師としてだけでなく、口腔環境が体のどのような疾患《しっかん》と関係しているのか、歯や口腔環境を通じて健康維持のために何をすべきなのかなど、予防医学に大きな関心を寄せるようになりました。そして、体を広く診《み》る口腔外科、歯や噛み合わせをくわしく診る補《ほ》綴《てつ》科《か》を経て、生きた患者一人一人の体の中を医用画像として可視化する「歯科放射線学」の道を志す決意をしたのです。

歯科放射線学は、放射線などによる「画像診断学」のことで、体を傷つけることなく体内を可視化し、患者さんの病態を診断していくもの。初診時から経過観察まで最適な治療計画のために不可欠な分野です。

本文でもお話ししていますが、歯科医院で撮るレントゲン画像には、さまざまな情報が隠されています。今日では、口腔環境が体のさまざまな部位における疾患と深い関わりのあることがわかっており、口腔疾患が重大な病気の原因であったり、サインであったりすることも明らかになっています。

したがって、口腔の画像診断によって、全身のさまざまな疾患の予兆を発見し、病を未然に防ぐことができる可能性があるということです。

「できることなら病気にかかる前に疾患のサインを発見したい」

きっと誰もがそのように考えるでしょう。そして、私の歯科医師としての使命もそこにあります。

ちなみに、歯科医師になってから「空飛ぶ歯科医師」は断念しましたが、今は日々若き歯学生たちを育てる「お母ちゃんドクター」をモットーに、学生たちへの指導と、口腔疾患と脳の研究に没頭しています。

画像診断が予防医療の分野においてますます大きな力となるよう、多くの歯学生に診断技術はもちろんのこと、画像から見える幅広い疾患の可能性について教えていきたいと思っています。


今の私は、特別な形がなくても、常に「そこにある幸せ」の存在を感じます。そして、それは歯の健康も同じだと思います。良好な口腔環境を維持できていれば、おいしさを感じる力があり、毎回の食事は何げない「幸福感」で満たされます。

「何もなくても幸せ――」

これを感じられるのも「健康」あってのこと！

そんなふうに考えると、自分の生き方についても、「決して無理をせず、欲張らず、背伸びをせず、努力をする」という姿勢が生まれてくるものです。「健康であること」への「感謝」は、「幸せ」の第一歩なのかもしれません。


本書でお話ししてきたように、口腔の健康状態は、全身の健康を左右します。たとえば、年をとって歯を失うと、アルツハイマー病のリスクが高まります。

これは逆のいい方をすれば、歯磨き程度のことで、人生が大きく変わる可能性があるということです。

口腔環境がよくなると、気になる口臭もなくなり、会話が楽しくなります。よく噛めることで料理のおいしさも増します。おいしく食べることで、しっかりと栄養がとれ、肌つやもよくなります。そして、なによりも常に幸福感が身近にある暮らしができるようになります。

アルツハイマー病の予防に挑むお母ちゃんドクター

東京歯科大学主任教授　後藤多津子《ごとうたづこ》

著者略歴

東京歯科大学主任教授（歯科放射線学講座）。香港大学歯学部名誉教授。歯学博士。旧姓は栗本多津子。

1962年、福岡県に生まれる。1988年に九州大学歯学部を卒業し、同大大学院博士課程歯学研究科入学。1992年、口腔外科と補綴科の共同研究で博士号取得し、九州大学大学院修了。1993年、カナダのブリティッシュコロンビア大学歯学部およびトロント大学医学部病院に留学。2010年、香港大学歯学部（大学歯学部ランキング3年連続世界1位）歯科放射線学講座准教授、同大学プリンス・フィリップ歯学病院画像診断科科長に就任。2015年より現職。味覚、アルツハイマー病、嚥下リハビリ、スポーツ歯学、歯科用MRIなど、ヒトの口腔─脳機能─全身疾患（若者から高齢者まで）についての丁寧な研究で注目を集めている。

唾《だ》液《えき》力《りょく》でボケ知《し》らず！
──脳《のう》と認知《にんち》症《しょう》改善《かいぜん》メソッド

二〇二四年一一月八日　第一刷発行

著者　後《ご》藤《とう》多《た》津《づ》子《こ》

発行者　古屋信吾

発行所　株式会社さくら舎　http://www.sakurasha.com
東京都千代田区富士見一-二-一一　〒一〇二-〇〇七一
電話　営業　〇三-五二一一-六五三三　FAX　〇三-五二一一-六四八一
編集　〇三-五二一一-六四八〇　振替　〇〇一九〇-八-四〇二〇六〇

装丁　アルビレオ

写真　Tetra Images／アフロ

企画編集協力　生島企画室　ico2Lab.

本文図版制作　森崎達也（株式会社ウエイド）

本文DTP　土屋裕子（株式会社ウエイド）

印刷・製本　株式会社新藤慶昌堂

ISBN978-4-86581-443-9